DES PANSEMENTS

A L'AIDE DE

L'ALCOOL ET DES TEINTURES ALCOOLIQUES.

ESSAIS

AVEC QUELQUES-UNS DE LEURS INGRÉDIENTS.

AVANTAGES DE LEUR SUBSTITUTION

AUX ÉMOLLIENTS, AUX ONCTUEUX, ET AUTRES MODES DE PANSEMENT USITÉS
DE NOS JOURS ;

PAR

Le Dᵣ J. LE CŒUR,

Docteur en médecine et Docteur en chirurgie de la Faculté de Paris,
Professeur titulaire de matière médicale et de thérapeutique à l'Ecole de médecine,
Officier de l'Université,
Premier Chirurgien-adjoint des hôpitaux de Caen,
Médecin du dispensaire,
Membre, Secrétaire du Conseil central d'hygiène et de salubrité publiques du Calvados
et de l'arrondissement de Caen,
Médecin des épidémies pour le même arrondissement ;
Médecin visiteur de la marine, et membre de la Commission sanitaire de la navigation
du quartier maritime et du port de Caen,
Conservateur du dépôt départemental de vaccin pour le Calvados, et Médecin vaccinateur
cantonal pour les deux cantons de Caen,
Membre titulaire de l'Académie impériale des Sciences, Arts et Belles-Lettres,
de la Société de Médecine, de la Société impériale d'Agriculture et de Commerce de Caen,
Membre de l'Association normande,
Correspondant de l'Académie impériale des Sciences, Inscriptions et Belles-Lettres
de Toulouse,
Correspondant *lauréat* des Sociétés impériales de Médecine de Toulouse, de Marseille,
des Alpes maritimes (Nice) et de la Société protectrice des animaux,
Correspondant des Sociétés médicales de Clermont-Ferrand, de Nancy, du Haut-Rhin,
de Saint-Quentin, et de plusieurs autres Sociétés savantes,
Titulaire de quatorze médailles (trois en bronze, neuf en argent, deux en or),
décernées, comme lauréat de Sociétés savantes, ou pour actes de dévoûment, travaux
et mémoires, par divers ministères,
Délégué, pour l'arrondissement de Caen, de l'Association générale
de prévoyance des médecins de France,
Membre de la Commission académique d'hygiène, près l'Académie impériale de Caen ;
&c. , &c. , &c.

CAEN	PARIS
A. MASSIF, LIBRAIRE	**P. ASSELIN, LIBRAIRE**
de l'Ecole de médecine	de la Faculté de médecine
111, RUE NOTRE-DAME.	PLACE DE L'ÉCOLE-DE-MÉDECINE.

Novembre 1864.

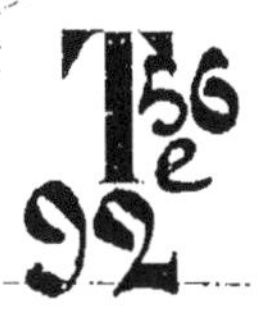

DES PANSEMENTS

A L'AIDE DE

L'ALCOOL ET DES TEINTURES ALCOOLIQUES.

ESSAIS

AVEC QUELQUES-UNS DE LEURS INGRÉDIENTS.

AVANTAGES DE LEUR SUBSTITUTION

AUX ÉMOLLIENTS, AUX ONCTUEUX, ET AUTRES MODES DE PANSEMENT USITÉS
DE NOS JOURS ;

PAR

Le Dr J. LE CŒUR,

Docteur en médecine et Docteur en chirurgie de la Faculté de Paris,
Professeur titulaire de matière médicale et de thérapeutique à l'École de médecine,
Officier de l'Université,
Premier Chirurgien-adjoint des hôpitaux de Caen,
Médecin du dispensaire,
Membre, Secrétaire du Conseil central d'hygiène et de salubrité publiques du Calvados
et de l'arrondissement de Caen,
Médecin des épidémies pour le même arrondissement,
Médecin visiteur de la marine, et membre de la Commission sanitaire de la navigation
du quartier maritime et du port de Caen,
Conservateur du dépôt départemental de vaccin pour le Calvados, et Médecin vaccinateur
cantonal pour les deux cantons de Caen,
Membre titulaire de l'Académie impériale des Sciences, Arts et Belles-Lettres,
de la Société de Médecine, de la Société impériale d'Agriculture et de Commerce de Caen,
Membre de l'Association normande,
Correspondant de l'Académie impériale des Sciences, Inscriptions et Belles-Lettres
de Toulouse,
Correspondant *lauréat* des Sociétés impériales de Médecine de Toulouse, de Marseille,
des Alpes maritimes (Nice) et de la Société protectrice des animaux,
Correspondant des Sociétés médicales de Clermont-Ferrand, de Nancy, du Haut-Rhin,
de Saint-Quentin, et de plusieurs autres Sociétés savantes,
Titulaire de quatorze médailles (trois en bronze, neuf en argent, deux en or),
décernées, comme lauréat de Sociétés savantes, ou pour actes de dévoûment, travaux
et mémoires, par divers ministères,
Délégué, pour l'arrondissement de Caen, de l'Association générale
de prévoyance des médecins de France,
Membre de la Commission académique d'hygiène, près l'Académie impériale de Caen ;
&c., &c., &c.

<table>
<tr><td>CAEN
A. MASSIF, LIBRAIRE
de l'École de médecine
111, RUE NOTRE-DAME.</td><td>PARIS
P. ASSELIN, LIBRAIRE
de la Faculté de médecine
PLACE DE L'ÉCOLE-DE-MÉDECINE.</td></tr>
</table>

Novembre 1864.

DES

PANSEMENTS

A L'AIDE DES

ALCOOLIQUES.

> Chaque praticien doit apporter à l'œuvre le tribut de ses observations. — Pierre ou grain de sable, il doit son contingent à la reconstruction de l'édifice.
>
> L'AUTEUR.

> *Vidi quia feci..... Scripsi quia vidi.....*
> *Fuerunt mirabilia quædam.*
>
> S. AUGUSTIN.

A Monsieur le Docteur BATAILHÉ,

CHER ET HONORÉ CONFRÈRE,

Bien que je n'aie pas entretenu avec vous, à mon grand regret, je l'avoue, de relations suivies depuis plusieurs années, je ne vous ai, pour cela, ni oublié ni perdu de vue. J'ai suivi, avec tout l'intérêt qu'elles méritent, vos luttes presqu'incessantes, un peu partout, pour faire triompher vos idées *sur l'infection purulente et les moyens de l'empêcher ;* et, tout en applaudissant de loin à vos efforts, je n'ai pas cessé, obscur pionnier, de creuser de mon côté le sillon, afin de vous apporter, en temps et lieu, de nouvelles munitions pour le combat que vous soutenez avec une si louable ténacité.

Je viens vous offrir aujourd'hui mon tribut.—Faites-en l'usage qu'il vous conviendra pour les besoins de la cause, grosse d'avenir, que vous défendez si bien. —Continuez, cher Confrère, la lutte avec cette persévérante opiniâtreté qui finit par faire le succès, lorsque le principe est bon.—Continuez à reporter le coin toujours dans la même fissure ; c'est le seul moyen d'arriver au résultat que l'on poursuit. — Votre idée est féconde ; soyez certain qu'elle triomphera. Mais il est si difficile de déraciner des routines !

Acceptez donc les nouveaux faits CLINIQUES sur *les Pansements par les Alcooliques* que je publie dans ce travail, et qu'au besoin je vous autorise à considérer comme les vôtres. — Je ne puis les remettre en de plus loyales et plus vaillantes mains ; car tout, dans vos allures que j'ai bien étudiées, m'est un garant que vous tenez surtout à rester parmi les forts, parmi ceux qui combattent pour leur idée, et à ne pas descendre dans les rangs des habiles......... Ils sont si nombreux de nos jours !!

Sur ce, que Dieu vous maintienne en santé et en courage ; et bien à vous de confraternel dévoûment.

Caen, 18 novembre 1864.

Jules LE COEUR,

D. M. C. P.

DES

PANSEMENTS

A L'AIDE DES

ALCOOLIQUES.

Vidi quia feci..... Scripsi quia vidi.....
Fuerunt mirabilia quædam.

S. AUGUSTIN.

A MES LECTEURS.

AVIS ESSENTIEL.

HISTORIQUE ET EXPOSÉ DES FAITS. — CONFESSION. — COMMENT J'AI ÉTÉ PERSONNELLEMENT AMENÉ A L'EMPLOI DES ALCOOLIQUES DANS LES PANSEMENTS.

Je désire, avant tout, que les personnes qui voudront bien lire ce petit Opuscule, résultat de longues, patientes et fort nombreuses expérimentations, silencieusement poursuivies depuis plus de dix ans, soient bien édifiées sur les motifs qui me font entrer dans la question et intervenir au débat.

Un de nos honorables et laborieux confrères, M. le docteur Batailhé, professeur particulier d'anatomie, membre de plusieurs Sociétés savantes, poursuit, depuis 1859, une réforme capitale, je devrais dire une révolution dans les

2

pansements chirurgicaux, et a fait, de nombreuses expériences pratiquées sur des animaux vivants, le sujet de plusieurs Mémoires fort intéressants, présentés tant à l'Académie des sciences qu'à l'Académie de médecine de Paris. Malheureusement, quelqu'immense que soit l'intérêt qui, selon moi, doive s'attacher aux travaux de M. le docteur Batailhé, il me semble que leur importance réelle, que leur application pratique surtout, a passé par trop inaperçue, ou, ce qui est pis encore, a été, pendant trop longtemps, appréciée par quelques-uns un peu trop à la façon des Athéniens, le peuple le plus spirituel de la terre...
......à son époque.

. C'est qu'aussi, il faut bien le dire, les théories de mon honoré confrère, M. Batailhé, quelque vraies et admissibles qu'elles soient en réalité, restent peut-être un peu trop à l'état de théorie, et qu'il ne lui avait pas été donné de les appuyer sur des observations *cliniques* assez répétées, pour que toute controverse, toute réfutation devînt impossible devant la force irrécusable de faits nombreux et concluants.

Assez heureux pour posséder aujourd'hui un assez grand nombre de ces faits, je viens lui en apporter l'hommage comme un tribut mérité à ses persévérants efforts. Je souhaite que mon faible contingent puisse aider au gain de la cause dont il s'est fait l'apôtre avec une si louable ténacité. C'est qu'au fond cette question est grosse d'avenir ; elle intéresse au plus haut point l'humanité tout entière. Aussi, c'est avec une conviction profonde que, dans la limite de mes forces, j'engage mes confrères à apporter la plus sérieuse attention à la doctrine, bien vieille il est vrai, que M. Batailhé cherche à ressusciter et à remettre en honneur. Cette conviction est, chez moi, le résultat d'une expérience longue déjà, au nom de laquelle je les adjure d'essayer, de leur côté aussi, les moyens que nous préconisons. — Il y va de l'intérêt des malades, de ceux surtout traités dans les hôpitaux, et plus particulièrement peut-être, en temps de guerre, en raison du genre de blessures anxquelles ils sont exposés, de celui de nos valeureux soldats atteints dans la lutte meurtrière et tombés sur le champ de bataille.

Du reste, je vois avec bonheur que l'application du sujet qui m'occupe ici vient de faire un pas immense. En effet, une série d'articles, fort intéressants et fort bien faits, publiés par M. Chedevergne, interne à l'hôpital des Cliniques, dans les numéros des 30 septembre, 15 et 31 octobre de cette année, du *Bulletin général de Thérapeutique*, 6me, 7me et 8me livraisons, tome 67, 34me année, montre que, depuis plus d'un an déjà, les pansements à l'aide de l'alcool camphré sont mis en usage, presqu'exclusivement à tous autres, par M. le professeur Nélaton, à l'hôpital des Cliniques. D'un autre côté, la *Gazette des Hôpitaux*, 37me année, no 115, 1er octobre 1864, contient, sous ce titre : *Des Pansements à l'alcool*, le compte-rendu d'une thèse toute récente de M. de Gauljac, récompensée par une médaille de bronze, à la dernière séance de rentrée de la Faculté de médecine de Paris, le 3 du présent mois. — Il m'est revenu aussi qu'un de nos anciens et affectionnés élèves, M. le docteur Léon Labbé, arrivé aujourd'hui à la position de maître, mais dont je connais assez le cœur pour savoir que, quels que soient ses succès mérités, il ne verra jamais que des amis parmi ses premiers professeurs ; il m'est, dis-je, revenu que M. Labbé, professeur agrégé à la Faculté et chirurgien des hôpitaux de Paris, intérimairement chargé d'un service à l'hôpital de la Pitié, a mis aussi, tout dernièrement, en pratique les pansements par l'alcool avec des résultats non moins satisfaisants que ceux que j'énoncerai bientôt.

Le vent est donc à la réforme, à la révolution, peut-être ; mais, comme l'honnêteté et la bonne foi doivent régner avant tout, l'on ne peut se dissimuler qu'à M. le docteur Batailhé, un peu trop oublié dans tout ceci, revient l'honneur d'avoir, dès 1859, sans conteste possible, imprimé le mouvement et attaché le grelot ; et si, tant est que la vérité de l'adage : *Sub sole nil novum*, soit de plus en plus démontrée chaque jour ; à défaut de nouveau absolu ici-bas, un certain honneur n'en doit pas moins revenir à ceux qui parviennent à retirer de bonnes et saines doctrines de la poussière, où l'oubli des temps les avait reléguées.

Ma modeste publication arrive, par suite, un peu tardive, j'en conviens, aujourd'hui que l'élan est donné ; certes, j'eusse pu la faire beaucoup plus tôt. J'avais bien, depuis longtemps déjà, des matériaux suffisants ; néanmoins, j'avouerai que, sans les récentes circonstances qui se sont produites et ont mis la question en quelque sorte à l'ordre du jour, j'eusse probablement tardé encore, afin de pouvoir l'appuyer de faits, de plus en plus nombreux. Quoique devancé de quelques semaines par de bons travaux sur ce sujet, c'est pour moi un motif de plus d'offrir aussi au public médical le résultat de mes *essais pratiques*, remontant au moins à dix années déjà. — Je regarde même comme un devoir de le faire.

Dans des circonstances aussi graves que celles que ne pourra manquer d'entraîner, dans la pratique chirurgicale, et avant peu, je l'espère, ce *concensus multorum*, chaque praticien doit apporter à l'œuvre le tribut de ses observations. Pierre ou grain de sable, il doit son contingent à la reconstruction de l'édifice ; il doit concourir, avec ce qu'il aura fait, à la réédification d'un système depuis trop longtemps oublié. Ce seul but m'a engagé à descendre aussi dans l'arène.

Je tiens maintenant à dire comment, quand et *par quels hasards* j'ai été personnellement amené à cet ordre d'idées.

Comme tout le monde, je savais fort bien que le pansement des plaies par l'alcool constitue un moyen remontant à une haute antiquité, resté un peu partout à l'état de tradition populaire, en grand usage surtout dans l'art vétérinaire ; et j'avais été témoin, sans y attacher d'autre importance, de quelques faits de ce genre pour des blessures, peu graves il est vrai. Les malades ou les sujets avaient rapidement guéri *post hoc ;* mais je me gardais bien d'ajouter : *ergò propter hoc.* Le cerveau encore tout enivré des fumées de l'encens que j'avais vu brûler, pendant le cours de mes études médicales (1827 à 1834), sur l'autel du physiologisme le plus pur, j'aurais regardé comme un attentat aux doctrines alors en vigueur de panser les plaies autrement qu'à l'aide des émollients, des antiphlogistiques, des corps onctueux, des *pourrissants*, en un mot. Je m'imaginais détrônées à tout jamais, et au grand bénéfice de l'humanité, des doctrines que je répudiais, sur la parole des maîtres, comme incendiaires, et que j'entendais anathématiser chaque jour. Dans les premières années de ma pratique, je fis donc comme tout le monde, c'est-à-dire comme j'avais appris, comme il m'avait été enseigné à le faire. — Je ne m'en trouvais ni bien ni mal, ou, tout au moins, pas plus mal que les autres.

Il y a quelque dix-huit ans aujourd'hui, la date précise n'y fait rien, je fus appelé pour l'accident suivant : Un ouvrier, employé dans un entrepôt de spiritueux, voulant changer de place, sur ses chantiers, une pièce de trois-six qu'il était en train de dépoter, la laissa, par une fausse manœuvre, rouler sur lui. Un des fonds de la pièce vint s'abattre sur l'un de ses pieds, le pied droit autant que je puis me souvenir, et le lui écrasa cruellement. Les parties

molles du coude-pied et de tous les orteils, du gros surtout, étaient horriblement broyées, tous les tendons des
extenseurs mis à nu ; on eût dit que la moitié antérieure
du pied avait passé dans les engrenages d'une mécanique.
Lorsque j'arrivai, je trouvai le blessé, le pied entièrement
plongé, sur l'avis d'un assistant, dans un baquet plein de
trois-six. — Quelqu'élevé que fût le degré du liquide, le
patient me dit ne souffrir que très-peu, et l'immersion dans
l'alcool avait eu pour premier résultat d'arrêter l'hémorrhagie qui, à en juger par la mare de sang qui recouvrait
le sol, avait dû être considérable. Je lavai à l'eau fraîche,
me contentai dé rapprocher les lambeaux, aussi bien que
possible, et de contenir le tout à l'aide de charpie, de compresses longuettes et d'une bande modérément serrée. Le
blessé ayant voulu être reporté chez lui, à la campagne, et
n'ayant pas réclamé mes soins ultérieurs, je dus me bor-
ner à ce premier pansement, et ne le revis, par hasard,
que cinq ou six semaines après. Il avait repris ses travaux
et me dit s'être rapidement guéri, en humectant sa plaie,
fréquemment, avec de forte eau-de-vie. J'avoue en toute
humilité qu'alors je l'estimai fort heureux du résultat,
plus encore à cause du traitement qu'il avait suivi qu'à
cause de la gravité de la blessure elle-même.

A quelque temps de là, je fus appelé dans des circonstances
presqu'absolument analogues, pour une blessure du même
genre. Cette fois, l'accident siégeait à l'une des mains.
— Mêmes désordres, même traitement, même succès,
même rapidité dans la guérison. — Et, pourtant, ces deux
plaies étaient, l'une et l'autre, de la nature de celles qui, à
l'aide des moyens ordinaires et du pansement banal généralement employé par, on pourrait le dire, tous les chirurgiens, ne guérissent qu'après une suppuration longue,
une détersion lente des petits lambeaux et des parties con-

tuses écrasées, mâchées, et exposent si souvent les malades aux terribles accidents d'une fièvre infectieuse et d'une ré-sorption purulente.

Ces deux faits me semblèrent, tout au plus, deux exceptions heureuses, et, sans tenir compte davantage de l'enseignement pratique que j'eusse dû en recueillir, je n'en continuai pas moins à sacrifier à la routine, chaque fois qu'il me fut donné de panser une blessure grave ou légère. — Il m'en fallait un troisième pour m'ouvrir définitivement les yeux. — Je le rencontrai. C'était en 1853.

OBS. Ire. Une femme, exerçant l'état de cuisinière, se présenta à ma consultation du dispensaire, offrant au medius de la main droite un accident des plus graves. — Cinq ou six semaines auparavant, en nettoyant un poisson, elle s'était piquée à ce même doigt à l'une des arêtes des nageoires dorsales. Un panaris en avait été le résultat. — Traité au début par tous les moyens les plus irrationnels que lui avaient conseillés des commères, le mal n'avait pas tardé à prendre des proportions désastreuses. La gaine des tendons avait été envahie, de nombreux abcès s'étaient successivement formés et spontanément fait jour ; il en était résulté plusieurs ouvertures fistuleuses : le doigt, entièrement déformé, avait triplé de volume ; les tissus, violacés et fongueux, donnaient naissance à une sanie incessante et fétide ; tout mouvement était aboli dans l'organe qui, passez-moi la comparaison, avait pris l'aspect d'*un bout de boudin*.

J'examinai avec la plus grande attention : j'introduisis, à plusieurs reprises, un stylet par les diverses ouvertures ; décollement partout, communication des clapiers entr'eux.

Je jugeai le doigt perdu sans retour, et proposai l'amputation comme moyen unique de guérison. Après bien des difficultés, elle fut acceptée, et jour pris pour le surlendemain.

Le lendemain, la malade me fit dire qu'elle avait changé d'avis, de ne pas me déranger ; qu'elle préférait mourir avec son doigt. — Je ne m'en occupai plus.

Trois ou quatre mois, plus peut-être, se passèrent. Une occasion fortuite me fit revoir cette malade, pour une tout autre cause, et, à ma grande surprise, le doigt, que j'avais cru devoir déclarer un *inutile pondus,* avait repris sa forme *quasi* normale ; la cicatrisation était parfaite sur tous les points ; les mouvements de flexion et d'extension, quoique fort imparfaits et gênés, recommençaient néanmoins à s'exécuter un peu ; en un mot, cette femme pouvait être considérée comme guérie.

Je voulus avoir le mot de l'énigme. Alors elle m'apprit qu'un sien ami, chapelier, je crois, de son état, auquel elle avait raconté ses misères et confié ses angoisses au sujet de l'opération qu'elle devait subir, avait entrepris et consommé la cure en une vingtaine de jours. — Il y était arrivé par le moyen suivant : *Bain pendant un quart d'heure, matin et soir,* de la partie malade, dans *la teinture aloëtique composée* (élixir de longue vie de Le Lièvre) ; pansement, après chaque bain, avec de la charpie fortement imbibée de cette même liqueur. —Les premiers bains avaient déterminé un simple sentiment, très-supportable d'ailleurs, de cuisson ; dès le deuxième jour, les parties s'étaient heureusement modifiées, et la cicatrisation avait marché sans entraves.

Ce fait, comme bien vous le pensez, me donna sérieusement à réfléchir.

Le hasard ne me fit pas longtemps attendre l'occasion d'expérimenter moi-même le moyen.

OBS. IIe. Un homme, à peu de temps de là, eut l'index droit écrasé par une pierre volumineuse qu'il voulait soulever et qui retomba sur le doigt. Toutes les parties molles étaient dilacérées, les os dépouillés, mais intacts, ainsi que les articulations des phalanges ; la gaine des tendons fléchisseurs était déchirée en plusieurs points ; les vaisseaux donnaient abondamment.

C'était encore un cas à amputation immédiate, tant le délabrement était considérable. Néanmoins, je lavai et fis baigner à l'eau fraîche pour monder la plaie et arrêter l'hémorrhagie; je rapprochai, le moins mal que je pus, les lambeaux, en recouvris les surfaces osseuses, maintins le tout avec une petite bandelette de linge disposée en spirale, et pansai avec de la charpie imbibée d'eau fraîche, en recommandant de renouveler fréquemment l'imbibition. — A deux jours de là, le doigt exhalait une odeur fétide; la plaie était blafarde, grisâtre, ichoreuse; le sphacèle menaçait d'envahir l'organe en entier. Je n'hésitai pas à substituer à la charpie mouillée d'eau, de la charpie fortement imbibée d'*élixir de longue vie*. — Pansement, matin et soir; — amendement de la plaie, dès le lendemain; — guérison rapide, sans accidents ni difformité, en peu de jours.

Il n'y avait plus à hésiter. Je me mis hardiment à expérimenter, chaque fois que s'en présenta l'occasion.

Au mois de septembre 1859, M. le docteur Batailhé me fit l'honneur de m'adresser un travail qu'il venait de publier sous ce titre : *De l'alcool et des composés alcooliques en chirurgie. — De leur influence sur la réunion immédiate des plaies*, etc. Je le lus avec tout l'intérêt qu'il comportait. L'auteur y rendait compte d'expériences nombreuses qu'il avait entreprises sur des animaux vivants (des lapins surtout), dans le but d'établir et de prouver, ce que, selon moi, il a fait d'une manière péremptoire, que l'alcool :

1° Coagule l'albumine (chacun sait que c'est une de ses propriétés premières et inhérentes), et que, par suite et comme conséquence, il coagule le sang, la synovie des séreuses tendineuses, articulaires et autres, la sérosité qui baigne les mailles du tissu cellulaire, celle aussi qui humecte et lubréfie les surfaces des séreuses splanchniques ;

2° Qu'appliqué sur les tissus vivants, il ne provoque aucune espèce d'accident. A la surface des plaies, il y coagule instantanément l'albumine, effet qui se traduit par la for-

3

mation presqu'immédiate d'une pellicule blanc-grisâtre. —
Il arrête instantanément aussi l'hémorrhagie des petits
vaisseaux ;

3° Qu'il accélère la formation de la lymphe plastique à la
surface des plaies. En effet, on voit cette lymphe agglu-
tiner les lèvres de la solution de continuité, quelques
instants après l'application de l'alcool, quand on cherche à
les écarter ; c'est-à-dire qu'il se passe à la surface des
plaies un phénomène analogne à celui qui se passe à la
surface des séreuses.

Comme déduction de ces faits et de ces principes, il résulte donc que l'alcool exerce une grande influence sur la
réunion immédiate, ou *par première intention*, et que,
comme conséquence, en favorisant cette réunion primitive,
il empêche les phlegmons diffus, les fusées purulentes des
synoviales tendineuses, s'oppose à la dégénérescence putride connue sous le nom de *pourriture d'hôpital*, prévient
l'infection purulente ; bref, amène une cicatrisation rapide,
facile et solide des parties divisées.

Ces opinions, selon moi si justes, de M. Batailhé s'ap-
puyaient sur une série nombreuse d'expériences faites à ce
sujet, en collaboration avec M. le docteur A. Guillet, sur
des animaux vivants, du 19 juin aux premiers jours d'août
1859, et sa brochure se terminait par cette conclusion dernière :

« *Donc, dans le pansement des plaies récentes et des plaies*
» *d'opérations, il faut abandonner les corps gras, les cata-*
» *plasmes, et il faut revenir aux alcooliques ; en un mot, il*
» *faut revenir à la pratique des anciens.* »

Malheureusement, ces théories si vraies en elles-mêmes,
mais si carrément opposées aux doctrines et aux habitudes
reçues et admises comme monnaie courante dans la science
actuelle, manquaient d'un appui indispensable, c'est-à-dire

de faits *cliniques*, pour leur donner de prime-abord le degré d'autorité qui ne pouvait résulter pour elles que d'expérimentations répétées, et *le hasard* voulait que, pour ma part, j'en possédasse déjà un nombre assez imposant, tiré de ma pratique personnelle, tant en ville qu'à l'Hôtel-Dieu de Caen. Je ne crus donc pouvoir mieux faire que de lui livrer immédiatement le petit butin dont je pouvais à ce moment disposer, pour qu'il pût en user en son nom et pour son propre compte, à l'appui d'un système pour moi gros d'avenir, et dont, quoi qu'on puisse en dire, la revivification doit revenir à lui seul. Je répondis donc, sans délai, à l'envoi de sa brochure par la lettre suivante, *à la date du 10 septembre 1859*. Cette date, je la souligne, car elle peut avoir aussi son importance.

« *A Monsieur le docteur J.-F. Batailhé, professeur particulier d'anatomie, secrétaire particulier de la Société médicale du Panthéon.*

» MONSIEUR ET HONORÉ CONFRÈRE,

» Merci, d'abord, de l'envoi que vous avez bien voulu me faire de votre récente publication, intitulée : *De l'alcool et des composés alcooliques en chirurgie,* etc. J'ai lu cet opuscule avec tout l'intérêt qu'il mérite, intérêt accru encore par la communion d'idées dans laquelle je me trouve avec vous et votre honorable collaborateur. — Depuis plus de quatre ans, je recueille des faits sur le même sujet, avec l'intention de leur donner un jour quelque publicité ; j'y regarderais à deux fois, aujourd'hui que, sans nous connaître, sans avoir eu connaissance réciproque de nos essais et de nos résultats personnels, vous avez nettement abordé la question et pris l'initiative de la vulgarisation d'un moyen, de nos jours beaucoup trop tombé dans l'oubli. — De deux choses l'une : ou j'arriverais après coup, environné d'une demi-teinte de plagiat, ou j'aurais l'air de revendiquer une priorité dont, je l'avoue, je ne fais que fort peu de cas, et à laquelle, en somme, votre publication vous adjugerait des droits incontestables. — Je préfère de beaucoup, en bon confrère, vous communiquer quelques-uns des principaux faits dont je puis aujourd'hui disposer, laissant à votre loyauté la latitude pleine et entière d'en user comme vous le jugerez convenable, dans l'intérêt de la question que je regarde comme ayant une immense portée pratique. — Les voici dans toute leur sincère crudité. »

Je lui donnais alors la relation des observations qu'on vient de lire, et je continuais ainsi :

« Depuis cette époque, j'ai appliqué le même moyen, *cinquante fois* peut-être, et toujours je pourrais dire avec le même succès. Les cas dans lesquels une inflammation trop vive des parties m'a forcé de le suspendre, n'ont été que la très-minime exception. Les principaux faits que je puis citer ont trait :

» 1° A deux vastes plaies résultant de l'extirpation du sein en totalité pour affection cancéreuse. — Rapprochement, au premier pansement, à l'aide de la suture, soit enchevillée, soit entortillée. — Pansement, au bout de trois à quatre jours, à la levée du premier appareil, avec la *teinture aloëlique composée*. Dans l'un et l'autre cas, modification, du jour au lendemain, de la suppuration ; cicatrisation complète en sept et dix jours ;

» 2° A un décollement survenu dans le moignon chez trois amputés de la jambe, avec suppuration de fort mauvaise nature ;

» 3° A de nombreux cas de panaris ;

» 4° A une plaie baveuse de 9 à 10 centimètres de diamètre, avec sphacèle et décollement des tissus, suite d'un énorme anthrax de la région lombaire, abandonné à lui-même sans incisions ni débridement ;

» 5⁰ A de nombreux furoncles ou anthrax de dimension moindre et de gravité ordinaire ;

» 6⁰ A des dégénérescences fongueuses des orteils, suites d'onyxis opérés ou non ;

» 7⁰ Au traitement d'une vaste plaie ulcéreuse du mollet, résultat d'une dilacération des parties par un éclat d'obus reçu une année auparavant dans les tranchées, devant Sébastopol;

» 8⁰ A l'heureuse modification de chancres blafards, indolents, muqueux, de la verge ou du vagin, et à de graves bubons vénériens avec de larges décollements de la peau ;

» 9⁰ Enfin, à quantité de petites plaies ou lésions traumatiques ou ulcères de moindre importance, intéressant différents points du corps.

» Dans tous ces cas, honoré confrère, dont je ne vous fais ici qu'une brève énumération, j'ai employé, à l'exclusion de tout autre alcoolique, le topique que je vous cite, soit la *teinture aloëtique composée.*

» J'ai bien fait quelques expérimentations comparatives avec le baume du Commandeur, l'alcool vulnéraire et la décoction aqueuse concentrée, soit de feuilles de noyer, soit mieux de brou de noix qui, en raison de son tannin et de la matière résineuse qu'on y rencontre, m'a aussi procuré de bons résultats ; mais je donne de beaucoup la préférence à l'élixir de longue vie ou baume de longue vie de Lelièvre, et ne fais pas de doute que l'aloës ne soit ici un puissant auxiliaire de l'action de l'alcool.

» Et qui empêcherait de préparer une *teinture alcoolique de brou de noix ?* Je suis persuadé qu'elle produirait de bons résultats dans le traitement de certaines plaies.

» Pour vous faire une confession entière, je dois ajouter que *jamais encore* je n'ai employé l'elixir de longue vie de prime-abord, dès le début, sur une plaie de quelque importance, soit accidentelle, soit provoquée, dès le premier pansement. J'en ai bien eu l'idée, la volonté ; *je n'ai pas osé.* J'ai craint, à tort peut-être, le développement d'une inflammation exagérée. J'ai eu, dans ces cas, le plus souvent recours aux topiques réfrigérants ou à l'irrigation continue.

» Je n'ai fait encore usage des alcooliques qu'à un second, même à un troisième pansement, comme modificateur d'accidents survenus, et non comme moyen préventif.

» Enhardi par vos expériences sur l'animal sain, je me propose bien de le faire à la prochaine occasion ; mais elles sont assez rares en province.

» Du reste, quelques-unes de ces applications ont été faites par moi dans notre hôpital, dont, comme premier chirurgien-adjoint, le service chirurgical m'est parfois intérimairement confié, et ont eu pour témoins quelques confrères ou élèves qui ont pu aussi en constater les heureux résultats.

» Telle est, honoré confrère, la communication que votre gracieux envoi m'a engagé à vous faire. Je livre, je vous le répète, mon faible butin à votre loyauté médicale et confraternelle. Je désire qu'il puisse vous être de quelque utilité pour une publication ultérieure.

» Agréez, je vous prie, l'assurance de mes sentiments confraternels les plus distingués.

» Caen, le 10 septembre 1859.

» Jules Le Cœur,
» D. M. C. P. »

Avec une courtoisie et une loyauté auxquelles je ne saurais trop rendre hommage, mon honorable confrère remit ma lettre manuscrite, en même temps que sa brochure : 1° à l'Académie des sciences, le 12 septembre 1859 ; 2° à l'Académie de médecine, le lendemain 13 septembre. De plus, il fit immédiatement imprimer la lettre qu'on vient de lire, et la publia à la suite d'une deuxième édition qu'il donna aussitôt de sa brochure, augmentée ainsi des *Observations cliniques* que j'avais été heureux de lui fournir.

Il y ajouta la note suivante, que je copie également :

« Nous adressons à M. Le Cœur tout à la fois nos remer-

cîments et nos félicitations. Sa communication est pleine
d'intérêt. De plus, il se promet d'*oser* à l'avenir : cela fera
que d'autres *oseront.*

» Pas de question de priorité. M. Le Cœur n'a pu manquer de voir que notre opuscule, *tout petit qu'il est, est tout
un système* qui ne saurait être l'œuvre d'un jour, mais d'*un
grand nombre d'années.* Et puis Hippocrate, Galien, Am-
broise Paré, pourraient bien intervenir dans le procès ; et
alors !!!

» Comme M. Le Cœur, nous croyons que, dans ses observations, l'aloës a ajouté aux vertus de l'alcool. A propos
de ces substances ajoutées aux alcooliques, nous ne pouvons
que répéter : *C'est tout un art à étudier et à retrouver.* Nous
avons fait quelques tentatives dans ce sens ; mais nous avons
dû y renoncer. Nos efforts n'auraient pas abouti. Nous pouvons cependant dire *quelques résultats* d'après des expériences,
il est vrai *peu nombreuses, et qui auraient besoin d'être répétées* : Alcool et eau-de-vie camphrée (*non inférieurs* à l'alcool).
Eau de Rabel (inférieure, *caustique,* suppuration). Teinture
d'iode (inférieure, *demi-caustique,* suppuration). »

Les choses en restèrent là ; j'eus le plaisir de voir, peu
de temps après, dans l'hiver de 1859, M. Batailhé chez lui,
à Paris, et lui promis ma coopération active à la cause qu'il
défendait si bien, si elle pouvait lui être agréable ou utile.
Je me remis donc patiemment à l'œuvre, me promettant
bien d'appliquer désormais *primitivement* au pansement des
plaies, résultant d'opérations ou autres, le système que je
n'avais encore employé qu'à de seconds ou de troisièmes
pansements. C'est ce que, depuis ce jour, j'ai fait ; et ce
sont les résultats de ma pratique dans cette nouvelle voie
que je viens lui apporter aujourd'hui.

De son côté, M. Batailhé n'est pas resté inactif : il a mul-
tiplié ses efforts ; et, soit à l'Académie de médecine, soit à
l'Académie des sciences, notamment dans les séances du

7 septembre 1863 et du 1er août 1864, il est revenu à la charge, et a fait à ces Sociétés savantes de nouvelles communications sur l'infection purulente, les moyens de la prévenir par les pansements à l'alcool, sur l'insalubrité des hôpitaux, etc.;—communications se rattachant toutes, au fond, à la présente question.

Je demande bien pardon à mes lecteurs d'avoir repris d'aussi loin l'historique de mon sujet, et aussi de n'avoir pas su le faire plus brièvement ; mais, comme je tiens à ce qu'il n'y ait pas d'ambiguité possible dans une question d'un aussi immense intérêt, j'ai voulu avant tout, sans arrière-pensée, bien préciser et les dates et les faits, et mettre bien au courant de la question, en la reprenant *ab ovo*, ceux qui n'auraient pas lu les Mémoires de M. Batailhé.

Ceci posé, j'entre en matière.

SECTION Ire.

DE L'EMPLOI DE L'ALCOOL ET DES PRÉPARATIONS ALCOOLIQUES DANS LE PANSEMENT PRIMITIF DES PLAIES.

Enhardi par les expériences de M. Batailhé et par la petite note si obligeante qu'il m'adressait et qu'on vient de lire ; à partir de ce jour, je n'ai guère plus employé d'autre pansement que l'alcool ou les teintures alcooliques, chaque fois qu'il m'a été donné d'avoir à traiter une plaie de quelque importance, de quelque nature qu'elle pût être ; et c'est à partir de cette époque que j'ai expérimenté comparativement, pour ces pansements primitifs, les différents agents que j'énumérerai plus bas.

L'occasion s'offrait belle pour moi d'employer les panments à l'alcool. D'importants travaux de terrassement, d'épuisement, de constructions de voûtes, d'œuvres de maçonnerie, de murs de quais, etc., etc., étaient en voie d'exécution dans notre ville. Trois à quatre cents ouvriers de toute sorte, un plus grand nombre parfois, y étaient journellement employés, et l'entrepreneur m'avait choisi comme médecin des travailleurs embauchés dans ses ateliers. Tous ces travaux s'exécutaient le long du lit d'une rivière, sur un espace de terrain d'environ 1,500 mètres en longueur, dont la maison que j'habite occupe à peu près le milieu. Il n'y avait presque pas de jour où je n'eusse à procéder à quelque pansement, important ou léger. On se figurera aisément combien, dans un personnel aussi considérable d'hommes livrés à de rudes et dangereux travaux, j'eus à traiter de plaies contuses, d'écrasements de doigts, d'orteils, de déchirures de parties molles, soit par suite de chutes, d'atteintes par de grosses pierres, par les roues des wagons de terrassement ; de lésions traumatiques, en un mot, souvent assez graves. Ces travaux durèrent plus de trois années. J'eus à débarrasser bien des fois de pauvres ouvriers de doigts ou de phalanges par trop compromises pour en espérer un usage ultérieur. A toutes ces lésions j'appliquai de prime-abord le pansement par les alcooliques, et, *dans aucune circonstance*, je ne crains pas de le dire hautement, *je n'ai eu lieu de m'en repentir*. D'un autre côté, je soumis, à partir de ce moment, et avec un succès non moins constant, au même mode de pansement toutes les plaies résultant d'opérations, amputations, ablations de tumeurs, que je fus appelé à pratiquer, et j'ai continué jusqu'au jour où j'écris ces lignes.

Je dois ajouter encore qu'à la salle établie par l'administration de nos hôpitaux, à l'Hôtel-Dieu de Caen, pour le pansement des blessures intercurrentes souvent assez graves, survenues en ville à des individus qui ne veulent pas se faire admettre dans les salles de malades et préfèrent venir se faire panser chaque jour à l'hôpital et rentrer ensuite chez eux, la vénérable religieuse, préposée depuis plusieurs années à cette œuvre pieuse, met ce mode de traitement en usage. Elle m'affirmait encore, il y a fort peu de jours, que, depuis qu'elle panse par les alcooliques, elle a eu occasion de les employer au moins *mille* fois, et avec un succès tellement constant que si, par-ci par-là, il il y a eu quelques exceptions, quelques rares accidents, ils sont en si petit nombre qu'il n'y a pas lieu de s'y arrêter ; et encore, le plus souvent, étaient-ils dus à l'indocilité ou à l'imprudence des malades, ou à des écarts de régime.

En présence de faits aussi nombreux, je suis donc fondé à avoir sur la nature et l'efficacité des pansements par les alcooliques une opinion bien arrêtée, et à leur donner la préférence sur tous les autres modes vulgairement employés dans la pratique ordinaire. Aussi, chaque année, dans le cours de matière médicale et de thérapeutique que, depuis plus de seize ans, je professe à notre école, n'ai-je jamais manqué, depuis sept à huit ans au moins, depuis enfin que ma conviction, résultat de l'expérience, est entière à ce sujet, de recommander ces moyens de désinfection et de guérison des plaies, lorsque j'ai l'occasion de parler, soit de l'alcool et des teintures alcooliques, soit de certains agents solubles, balsamiques, résineux ou autres, qui entrent dans leur composition.

§ 1er.

EXPOSÉ NUMÉRIQUE DES CAS PRINCIPAUX DANS LESQUELS J'AI, DEPUIS 1859, EMPLOYÉ DE PRIME-ABORD LES ALCOOLIQUES DANS LES PANSEMENTS CHIRURGICAUX. — OBSERVATIONS.

Les faits nouveaux que je vais énoncer, et dont je pourrais facilement accroître le chiffre en puisant dans mes notes, ont une importance capitale que je dois signaler. D'abord, ils sont le résumé d'une observation de cinq années. Ensuite, augmentant de beaucoup le nombre de mes premières recherches, ils leur donnent l'autorité que tout fait doit nécessairement recevoir d'une sanction nouvelle par des expériences multipliées. Pour moi, ils ont encore ce résultat qu'ils ont rendu ma conviction pleine et entière, et ont levé complétement les doutes ou les appréhensions qui eussent pu rester dans mon esprit. Quant à leur authenticité, qu'il me suffise de dire qu'ils se sont, en majeure partie, passés à notre hôpital et ont eu de nombreux témoins : élèves, confrères, dames religieuses hospitalières et autres assistants. En voici la succincte énumération :

1° Une amputation de cuisse ;

2° Une amputation de bras ;

3° Deux amputations de jambe ;

4° Deux amputations de sein ;

5° Trois opérations de cancroïde ou cancer des lèvres ;

6° Deux ablations de tumeurs de mauvaise nature siégeant à la face ;

7° Une amputation du gros orteil droit, avec resection oblique de la moitié antérieure du premier métatarsien, suite de carie de l'articulation métatarso-phalangienne ;

8° L'enlèvement d'un nœvus s'étendant de l'arcade sourcilière jusqu'à 8 centimètres au-dessus sur le front, et s'étant ulcéré, avec dégénérescence des tissus, au contact du shako ;

9° Trois mutilations fort graves des mains, par suite d'explosion ou d'éclatement du canon d'armes à feu ;

10° Une mutilation de la main, par suite d'écrasement produit par la roue d'une voiture pesamment chargée ;

11° Une déchirure des muscles du mollet avec arrachement des téguments par cause analogue ;

12° Quatre déchirures des téguments de la face ou du cuir chevelu, suite de chutes sur des matériaux de construction ;

13° Deux dilacérations graves, une fois du bras, l'autre fois de la main, par suite de morsures de cheval ;

14° Trois déchirures assez étendues du périné, par suite d'accouchement naturel ou forcé ;

15° Une déchirure du périné et du scrotum avec issue du testicule gauche, suite de chute du haut d'un arbre ;

16° Une large plaie de l'avant-bras avec section de l'artère radiale que je dus préalablement lier, suite de chute avec projection du bras en avant à travers un carreau de vitre, et lésion par les éclats du verre ;

17° Une resection du troisième mécatarpien dans sa

partie moyenne, pour enlèvement de sa tête en même
temps que du doigt medius de la main gauche, nécessitée
par une affection fongueuse de l'articulation métacarpo-
phalangienne :

18° Cinq cas de panaris graves, après incision et débridement, dans trois desquels il y eut nécrose et sortie de
l'os de la phalange malade ;

19° Trente ou quarante cas au moins de plaies contuses, particulièrement des mains ou des pieds, dont cinq
ou six avaient nécessité l'amputation ou la désarticulation
totale ou partielle de doigts ou d'orteils, survenues par
suite d'écrasement ;

20° Vingt cas au moins d'ulcères atoniques ou variqueux, rebelles jusque-là aux autres modes de pansement ;

21° Deux cas de fistules complètes à l'anus opérées par
moi à l'aide d'un instrument tranchant, et un cas de
fistule borgne externe à l'anus, guérie, sans opération san-
glante, à l'aide d'injections répétées avec la teinture de
brou de noix, aidées d'une compression méthodique continue ;

22° Un cas de fissure à l'anus, radicalement guéri de la
même manière, sans autre opération ;

23° Un cas tout récent et fort remarquable d'une affection que je voyais pour la première fois chez un soldat du
génie, rentrant de l'expédition de Cochinchine, et que lui-
même et plusieurs de ses camarades m'ont assuré être
commune dans ce pays, et dénommée sous le nom de *bouton de Cochinchine*.

OBS. IIIᵉ. L'affection consistait, lorsqu'il entra à l'hôpital
de Caen, en une série d'ulcères rongeants, serpigineux, profonds, ayant détruit toute l'épaisseur de la peau entre l'hy-

pogastre et l'ombilic, celle aussi de la verge jusqu'aux corps caverneux, la plus grande partie du scrotum et de la peau de la portion interne et supérieure de la cuisse du côté droit. L'invasion remontait à plus de dix-huit mois ; le mal avait été traité, dans plusieurs ambulances et hôpitaux, par tous les moyens possibles ; les ulcères attaqués, à diverses reprises, par les cautérisants les plus énergiques, même avec le fer rouge, sans que l'on pût parvenir à limiter leur incessante extension. De nouvelles plaies se reproduisaient sans cesse ; elles succédaient à une sorte de petit bouton ou tubercule de la peau qui s'ulcérait avec rapidité, et semblaient incicatrisables.

Le malade était tombé dans un épuisement anémique que je relevai à l'aide des toniques amers et des ferrugineux, en même temps que je fis panser les plaies alternativement avec la teinture aloëtique composée, et celle concentrée de brou de noix. Le premier effet de cette médication fut d'arrêter l'accroissement des ulcères, et, au bout de deux mois que je quittai le service, le malade pouvait être considéré comme guéri.

24° Enfin, je crois inutile de dire qu'à côté de ces cas, dont beaucoup, ainsi qu'on le voit, étaient d'une importance capitale, j'en tais à dessein une centaine peut-être se rapportant à de simples coupures, à des blessures beaucoup moins graves et moins étendues, mais qui, certes, par ce mode de pansement, ont guéri beaucoup plus rapidement qu'elles ne l'eussent fait par tous les moyens vulgairement usités.

A ces faits assez nombreux, dont, je le répète, je n'énumère que les plus saillants, que ceux-là seuls dont j'ai pris note ou gardé souvenir exact, je pourrais en ajouter une soixantaine d'autres qui m'ont été relatés par des médecins qui, m'ayant vu employer ce moyen, ou auxquels j'en avais communiqué les heureux effets, y ont eu recours de leur côté, dans leur pratique particulière.

Ainsi, je citerai parmi eux deux de nos jeunes confrères qui ont bien voulu, maintes fois, me prêter leur bienveillante et intelligente assistance dans des opérations. : M. le docteur Fayel, lauréat de l'Ecole de Caen, et, plus tard, ancien lauréat de la Faculté de Paris, interne des hôpitaux de Caen et de Paris, aujourd'hui professeur-suppléant. Il a pu, comme moi, constater un grand nombre des résultats que j'avance, et m'en donner à son tour d'autres non moins probants, tirés de sa propre clientèle.

Je citerai surtout M. le docteur Chancerel, également lauréat, il y a quelques années, et actuellement mon collègue aussi comme suppléant à l'Ecole de médecine, qui, en sa qualité de médecin en chef de la compagnie des chemins de fer de l'Ouest, à la gare de Caen, a été appelé, par la nature même de ses fonctions, à traiter, dans le personnel de la partie active de l'administration, de nombreuses blessures, des plaies souvent fort graves, presque toujours produites par écrasement et, par conséquent, essentiellement contuses. — D'après les résultats qu'il m'avait vu obtenir, il pratique, presque exclusivement, depuis nombre d'années, les pansements de cette nature, avec la teinture aloëtique composée, ou avec le baume du Commandeur. Il me disait, tout récemment encore, l'*avoir fait avec un succès constant*. A plusieurs reprises, il l'a consigné dans ses rapports à M. le médecin en chef, directeur général du service de santé de la compagnie des chemins de fer de l'Ouest. Jamais il n'a eu, même dans les plus affreux délabrements, arrachements, écrasements des parties molles ou dures, à observer, avec ce mode de traitement, de résorptions purulentes, ni de ces intarissables suppurations éliminatoires qui, le plus souvent, compromettent si gravement, par elles-mêmes et par leurs conséquences, primitivement ou secondairement, la vie des malades. Ja-

mais, non plus, de réaction ni de fièvre traumatique exagé-
rées. A peu près constamment, au contraire, il a obtenu
des cicatrisations rapides et souvent inespérées en présence des désordres produits.

M. Chancerel ajoutait encore, comme renseignement,
que ce mode de panser les plaies par les alcooliques est
tellement passé à l'état d'usage habituel à la gare de Caen,
par suite des résultats surprenants qu'on lui a vu si souvent en obtenir, que, survient-il un accident, une blessure,
en attendant l'arrivée du médecin, les chefs de gare ou
autres employés supérieurs pratiquent, exclusivement pour
ainsi dire, un premier pansement, soit à l'aide de la teinture aloëtique composée, soit souvent aussi à l'aide du
baume du Commandeur, tant leur confiance en ce moyen
tend à s'accroître chaque jour, à mesure qu'ils sont, de
plus en plus, appelés à en constater les heureux effets.

§ 2e.

MODE D'ACTION DES ALCOOLIQUES DANS LES DIVERS CAS
QUE JE VIENS DE RELATER.

Dans tous ces cas, j'ai pu vérifier l'exactitude des idées
émises par M. Batailhé sur les pansements alcooliques.
Aussi dirai-je avec lui : le pansement par l'alcool produit
ces heureux résultats et favorise la réunion immédiate en
arêtant l'hémorrhagie par suintement des petits vaisseaux,
en empêchant l'obstacle que cette exsudation sanguine capillaire fait à une coaptation intime des bords de la solution de continuité, en produisant un coagulum immédiat à
la surface des plaies, et en accélérant la sécrétion plastique.

Il prévient le phlegmon diffus, en coagulant l'albumine

du tissu cellulaire, qui devient ainsi immédiatement dense et imperméable aux liquides qui baignent la surface des plaies.

Il prévient les fusées purulentes des synoviales tendineuses par une action analogue sur l'albumine de la synovie incessamment sécrétée par ces membranes, en favorisant une inflammation adhésive, très-limitée d'ailleurs, et seulement aux points touchés par l'Alcool, des synoviales tendineuses, au voisinage de la plaie.

Enfin, il prévient l'infection purulente en coagulant le sang dans les veinules ouvertes et quelquefois béantes à la surface des plaies, et, par conséquent, en les obstruant instantanément et en établissant une prompte phlébite adhésive, d'ailleurs tout à fait limitée.

Or, pour quiconque ne considère pas l'infection purulente comme une fièvre essentielle, une fièvre purulente, et qui, oubliant la théorie ordinaire, en quelque sorte classique, qui l'attribue à une phlébite suppurative ou à une angéioleucite suppurative, en vertu de laquelle le pus sécrété par les parois des veines ou des lymphatiques, au voisinage de la plaie, irait se mêler au sang, l'infecterait et, par conséquent, infecterait l'économie tout entière; pour ceux, dis-je, qui, ainsi que M. Batailhé et moi, se rallient à la théorie, sinon émise, du moins hardiment soutenue par M. Velpeau, les effets des pansements par les Alcooliques ont une importance capitale.

En effet, quand on admet, comme nous, avec le savant chirurgien de la Charité, que les liquides sécrétés à la surface des plaies récentes pénètrent dans les veines encore non fermées et vont infecter ainsi la masse du sang et l'économie entière, du même coup la théorie explique le rôle des Alcooliques dans les pansements et se trouve corroborée par nos expériences et nos observations. Car, que

— 34 —

dit la théorie? — Des liquides malfaisants pénètrent dans
les veines ouvertes aux premiers jours d'une plaie ou d'une
opération, et ces liquides peuvent infecter le sang et l'économie entière, sans que, pour cela, on trouve nécessairement de pus dans les veines et les lymphatiques au voisinage de la plaie, ni d'abcès métastatiques, ni même de
noyaux apoplectiformes dans les viscères, lésions qui
manquent, surtout chez les individus qui succombent à
la suite d'une opération ou d'une plaie, avant le sep-
tième ou le huitième jour.

Or, qu'avons-nous vu dans nos expériences ? Les Alcooliques, par leur action coagulante, s'opposent à cette absorption par les veines ou les lymphatiques ouverts, des liquides sécrétés à la surface des plaies. Par suite, pas d'infection purulente, ainsi que nos faits cliniques le prouvent,
ce qui est le principal pour le malade, et aussi, ce qui
ne gâte rien, fournit une preuve expérimentale à l'appui
de la théorie que M. Velpeau a préconisée ; puisque, *sublatâ causâ*, par le pansement alcoolique, *tollitur effectus*,
c'est-à-dire l'infection purulente.

Je dois dire, du reste, que ces considérations à l'appui
du pansement que je préconise avaient été, dans sa brochure, développées par M. Batailhé avec une netteté d'expression et une clarté d'exposition qui entraînaient la conviction du lecteur, surtout quand le lecteur était, comme
moi, depuis longues années, attaché à l'expérimentation
clinique et journalière de faits sur lesquels les opinions de
M. Batailhé jetaient tout-à-coup, d'une façon simple, phy-
siologique et si naturelle, les clartés d'une interprétation
conçue *à priori*, puis vérifiée par des expériences sur les
animaux vivants, et mise hors de doute, je le pense, par
les observations sur l'homme, que je suis heureux de pouvoir lui offrir.

J'admis donc, sans réserve aucune, des explications qui cadraient si bien avec mes propres convictions, et c'est ce qui me détermina à poursuivre les recherches dont j'ai exposé les résultats dans le paragraphe précédent.

§ 3°.

DES PRÉPARATIONS ALCOOLIQUES SUR LESQUELLES ONT PORTÉ MES EXPÉRIMENTATIONS.

Bien que j'accorde à l'action de l'Alcool lui-même et à son heureuse influence sur la cicatrisation et la guérison des plaies toute la large part d'efficacité qui doit lui revenir; j'ai cru néanmoins devoir me livrer à de nombreuses expérimentations comparatives, dans le but de m'assurer si cette action favorable ne pourrait pas encore être augmentée. Car, enfin, tant soit peu chercheur par inclination, tout en reconnaissant que l'Alcool donne d'admirables résultats; j'ai toujours pensé que le bien n'exclut pas le mieux, et que rien n'est, en saine pratique, plus faux que cet adage, d'une désespérante immuabilité, qui tend à ériger en principe *que le mieux est l'ennemi du bien.*

Je n'ai donc pas cru devoir limiter mes recherches à une seule substance ou à une seule préparation, et je donne ici la nomenclature de celles que j'ai, successivement ou simultanément sur divers malades, comparativement employées :

1° L'Alcool pur et l'Eau-de-vie pure ;

2° L'Alcool camphré et l'Eau-de-vie camphrée ;

3° L'Alcoolat vulnéraire ;

4° La Teinture de Cannelle ;

5° La Teinture de Benjoin ;

6° La Teinture balsamique composée, ou Baume du

Commandeur de *Permes*, dite encore Baume du Chevalier de *Saint-Victor ;*

7° La Teinture aloëtique simple ;

8° La Teinture aloëtique composée, communément appelée Baume ou *Elixir de longue vie de Le Lièvre ;*

9° La Teinture alcoolique saturée de Brou de noix ;

10° Enfin, dans quelques cas où la nature se montre un peu réfractaire, où la plaie semble s'accoutumer à l'application du même topique, le mélange en parties égales de Teinture de Brou de noix et d'Elixir de longue vie, ou de Teinture de Benjoin.

Je ne parle pas, à dessein, du Baume de Fioraventi,—il réussit assez mal,—ni de l'Essence de Térébenthine, populairement connue aussi sous le nom de *Baume de Charpentier.* — Elle ne réussit pas mieux, ou au moins l'action de ces agents n'a rien de tellement spécifique qu'on doive leur accorder une large part dans le succès, lorsque les plaies guérissent après leur application.

A

Enumération et Appréciations.

Pour ceux de mes lecteurs qui n'auraient pas bien présente à l'esprit la composition de ces différentes préparations pharmaceutiques, j'en donnerai la formule, d'après le Codex, avant de porter mon appréciation sur la valeur cicatrisante de chacune d'elles.

1° ALCOOL PUR.—Je l'ai employé tel qu'on le livre dans le commerce, marquant de 34 à 36 degrés Cartier (86 à 90° centésimaux).—A cet état de concentration, il a l'inconvénient d'être d'une application *quelquefois* un peu douloureuse, cuisante ; de plus, se volatilisant plus vite qu'à un degré moindre de concentration, il n'entretient pas la plaie dans un état d'humectation aussi continu, ou a besoin d'être renouvelé plus souvent. — En somme, il ne réussit pas mieux et présente quelques inconvénients. C'est donc à l'Alcool, de 24 à 26° environ Cartier (64 à 70° centésimaux environ) que je me suis arrêté. Il réussit bien ; néanmoins, je le répète, je crois que son action peut être augmentée, et que certaines préparations dites Teintures alcooliques, dont il fait la base et dont il est le véhicule, doivent lui être préférées.

2° ALCOOL CAMPHRÉ ET EAU-DE-VIE CAMPHRÉE. — Ces deux médicaments diffèrent quant à leur préparation.

Le premier, l'*Alcool camphré*, consiste en une simple dissolution de :

℞ Camphre. . . . . 62 parties *en poids*.
Alcool, à 34° Cart. (86° cent.). . 940 parties *en poids*.
Faites dissoudre. — Filtrez.

Je lui ferai les mêmes reproches qu'à l'Alcool rectifié pur.

Le deuxième, l'*Eau-de-vie camphrée*, au contraire, se compose de :

℞ Camphre. . . . . 32 parties *en poids*.
Alcool, à 21° Cart. (56° cent.). 1,250 parties *en poids*.
Faites dissoudre. — Filtrez.

Cette préparation est, ainsi qu'on le voit, beaucoup moins active et beaucoup moins chargée de principes, tant sous le rapport de la quantité de camphre, que relativement elle tient en dissolution, qu'à cause du titre moindre de l'Alcool employé. — Elle donne de fort bons résultats dans les pansements.

3° ALCOOLAT VULNÉRAIRE, dit encore *Eau-de-vie spiritueuse*. Il résulte d'une distillation, après une macération préalable, pendant six jours, dans 1,500 parties *en poids* d'Alcool à 21° Cart. (56° cent.), de 32 parties, *en poids* aussi de chacune, de 18 substances végétales, toutes à peu près de propriétés identiques, feuilles fraîches ou sommités fleuries récemment récoltées, de plantes contenant une plus ou moins grande proportion de principes amers, fragrants, résineux, d'huile essentielle : parmi lesquelles la famille des *Labiées* est représentée par 13 de ses individus : Basilic, Calament, Hysope, Marjolaine, Mélisse, Menthe, Origan, Romarin, Sariette, Sauge, Serpolet, Thym, Lavande. Les 5 autres, appartenant à d'autres familles végétales, sont : l'Absynthe, l'Angélique, le Fenouil, le Millepertuis et la Rue.

C'est donc, en somme, une macération, suivie d'une distillation qu'il ne faut porter que jusqu'à l'obtention de 1,000 grammes d'Alcoolat, de 608 grammes de substances végétales diverses, dans 1,500 grammes d'Alcool.

Cette préparation, qui nous semble abuser un peu des licences polypharmaceutiques que l'on se permettait autrefois, a eu, ainsi que son nom de *Vulnéraire* l'indique, sa vogue dans le pansement des blessures, et compte, aujourd'hui encore, quelques rares partisans.—Employée par moi chez plusieurs blessés, elle ne réussit pas trop mal, il est vrai, mais sans qu'on puisse lui assigner une supériorité sur l'Alcool simple.—Par revanche, elle réussit fort bien comme résolutive, en topique ou en friction, dans les cas de coups, contusions avec ou sans ecchymoses, et sans déchirure des téguments.

4° TEINTURE DE CANNELLE. —Elle se prépare en laissant macérer pendant quinze jours, passant ensuite avec expression, et filtrant.

 ⁒ Cannelle en poudre demi-fine. 125 parties *en poids*,
  Alcool, à 31° Cart. (80° cent.). . 500 parties *en poids*.

Mêmes résultats à peu près que l'Eau-de-vie camphrée ; néanmoins, je ne balance pas à lui accorder une supériorité marquée sur ce premier agent, surtout lorsqu'il s'agit de l'appliquer comme désinfectant dans les plaies à suppuration viciée, atoniques, et de mauvais aspect et caractère.

5° TEINTURE DE BENJOIN.

℞ Benjoin en poudre. . . . 125 parties *en poids,*
    Alcool, à 34° Cart. (86° cent.). 500 parties *en poids.*

Faites macérer pendant quinze jours, en agitant de temps en temps. — Filtrez.

Je dois dire que mes expérimentations avec cette teinture ont été, jusqu'à ce jour, peu répétées. Je ne l'ai encore employée que trois fois ; mais, à en juger par les heureux et incontestables résultats qu'elle m'a procurés, je ne puis que fonder sur elle les plus grandes espérances. Elle m'a paru rivaliser avec les meilleures compositions alcooliques que l'on puisse appliquer aux pansements. — Dans un cas surtout de plaie grave et bien mâchée de la main, produite par une section de scie circulaire dans une scierie mécanique, j'obtins une guérison surprenante par sa rapidité. C'est, en somme, une des préparations que j'engage mes confrères à reprendre en sous-œuvre et à expérimenter.

6° TEINTURE BALSAMIQUE COMPOSÉE, dite *Baume du Commandeur de* Permes, ou *Baume du Chevalier de* Saint-Victor. Cet Elixir, resté populaire encore de nos jours, et dont la recette traditionnelle remonte aux beaux temps de la Chevalerie, est préparé de la manière suivante :

℞ Racine d'Angélique de Bohême. . 16 grammes.
   Fleurs d'Hypéricum. . . . . 32 *id.*
   Alcool, à 34° Cart. (80° cent.). . 1,125 *id.*

Faites digérer à une douce chaleur en vase clos et en

agitant de temps en temps, pendant huit jours; passez avec forte expression, et ajoutez à la liqueur :

Myrrhe. . . . . 16 grammes.
Oliban.. . . . . 16 *id*.

Faites digérer comme il a été dit précédemment, et ajoutez :

Baume de Tolu. . . . . . . 96 grammes.
Benjoin. . . . . 96 *id*.
Aloës. . . . . 16 *id*.

Faites macérer pendant quinze jours. — Filtrez.

Mon attention s'est naturellement portée sur ce topique, en raison de la grande réputation dont il jouit. Je l'ai employé comparativement bien des fois, et je dois dire qu'il ne m'a donné, toujours, que des résultats simplement identiques, ou même inférieurs à ceux de l'Alcool pur ou camphré, inférieurs surtout à ceux que j'ai obtenus, soit par la Teinture de Benjoin dont je viens de parler, soit par les deux autres dont je vais m'occuper tout-à-l'heure. Pourtant, l'Alcool qui entre dans sa préparation est à un titre élevé ; la majeure partie des substances qui en font la base sont fragrantes, balsamiques, résineuses. — Nonobstant, entre mes mains, il n'a pas réussi aussi bien que les Teintures aloëtiques ou de Brou de noix.

Ne pourrait-on pas admettre que ces diverses substances, de principes, à peu de chose près, identiques, mais pourtant différant entre elles par quelques-uns de leurs éléments, se nuisent par une réaction réciproque et se neutralisent en partie mutuellement ? — Peut-être aussi, l'action intrinsèque de l'Alcool lui-même, trop saturé qu'il se trouve de principes résineux, fort nombreux, comme on le voit, dans cette préparation, a-t-elle été en partie annihilée ?

Le fait est que sa réussite n'est pas absolument constante.

7° TEINTURE SIMPLE D'ALOÈS. — Elle est préparée par simple solution de l'Aloës succotrin seul dans l'Alcool, dans les proportions suivantes :

℞ Aloës succotrin. . . . . 125 grammes.
Alcool, à 34° Cart. (86° cent.). . 500 *id.*

soit une partie *en poids* d'Aloës, contre quatre parties *en poids* d'Alcool.

Faites macérer pendant quinze jours, en agitant de temps en temps. — Filtrez.

Cette *Teinture simple*, plus économique, et plus facile à préparer que la Teinture aloëtique *composée*, produit, dans son application aux plaies, de fort beaux résultats. — Néanmoins, je crois avoir observé une petite nuance de supériorité en faveur de la deuxième.

8° TEINTURE ALOÉTIQUE COMPOSÉE, ou *Elixir de longue vie de Le Lièvre.* — Composition :

℞ Aloës succotrin. . . . . . . 36 grammes.
Racine de Gentiane. . . . . 4 *id.*
— de Rhubarbe. . . . . 4 *id.*
— de Zedoaire. . . . . 4 *id.*
Safran. . . . . 4 *id.*
Agaric blanc. . . . . . . 4 *id.*
Thériaque. . . . . 4 *id.*
Alcool, à 21° Cart. (56° cent.). . 1,728 *id.*

Versez la moitié de l'Alcool sur toutes les substances convenablement divisées ; laissez macérer pendant huit jours, et passez avec expression. — Versez sur le marc le reste de l'Alcool ; faites macérer pendant huit jours ; passez de nouveau ; mêlez le produit avec la première teinture obtenue, et filtrez.

Cette *Teinture composée* contient exactement 60 centigrammes d'Aloës par chaque 32 grammes de teinture, soit à peu près un quarante-huitième.

J'ai déjà donné, à plusieurs reprises, dans le cours de ce travail, mon appréciation sur ses vertus ; j'y renvoie. — J'ajouterai seulement que cette Teinture étant, avec celle de *Brou de Noix*, celles de toutes les Teintures alcooliques qui m'ont le mieux réussi ; ce sont aussi celles que j'ai, de préférence et le plus fréquemment, cette dernière surtout, employées. C'est même par elle, ainsi qu'on a pu le voir, que, il y a plus de dix ans, j'ai débuté dans mes premières expérimentations, et c'est à elle aussi que je suis le plus souvent revenu.

9° TEINTURE ALCOOLIQUE CONCENTRÉE ou mieux SATURÉE DE BROU DE NOIX ; — MARC DE BROU DE NOIX. — Je l'ai toujours préparée *moi-même* de la manière suivante :

℞ Brou de Noix frais, à maturité, et se détachant facilement de la noix. . . . . . . 500 grammes.
Alcool, de 26 à 28° Cart. (69 à 74° cent.),
1 litre, soit environ. . . . . 1,000 *id.*

Contondez le Brou au mortier et laissez macérer pendant douze ou quinze jours au moins, et même autant de temps que vous voudrez, en ayant soin de remuer. — Filtrez.

NOTA. — Je me sers à dessein, dans la préparation de cette teinture, d'alcool un peu fort, 26 à 28°, et même plus, Cart. (69 à 74° cent.), l'eau de végétation qui se trouve assez abondante dans le Brou de noix frais ne manquant pas, par sa combinaison avec l'alcool, d'en abaisser notablement le titre, et de le réduire de 1, 2, 3 degrés, et même plus, selon qu'il est plus ou moins parenchymateux, récent et aqueux.

Préparée d'après ces proportions, cette teinture est aussi saturée que possible des principes solubles contenus dans le Brou de noix, qui même est loin d'être épuisé. Aussi le *Marc* conserve-t-il des propriétés incontestables et peut-il servir encore à certains pansements. — J'en reparlerai plus loin.

La Teinture alcoolique de Brou de noix est, avec la précédente (la Teinture aloëtique composée), celle qui m'a le mieux et le plus constamment réussi. — J'avoue que je reste un peu dans l'indécision de savoir laquelle des deux doit être préférée à l'autre. — Une considération qui, à vertu égale, pourrait militer en faveur de cette dernière, est la grande facilité de sa préparation, et aussi, ce qui n'est pas à dédaigner, son prix de revient de beaucoup inférieur à celui de l'Elixir de longue vie, dont plusieurs des ingrédients conservent toujours en droguerie une valeur vénale relativement élevée, tandis que celle du Brou de noix est pour ainsi dire nulle.

Il est pour moi démontré que, toujours en faisant grande la part qui doit revenir à l'alcool dans la curation des plaies, son action se trouve modifiée et augmentée de la façon la plus heureuse par les éléments qu'il enlève au Brou de noix.—Cette substance contient, en effet, entre autres éléments, un principe amer, résineux, astringent et styptique, du tannin, etc. ; et tous les praticiens connaissent les heureux effets du Brou de noix, de la feuille de noyer, et de leur décoction un peu forte (en quelque sorte une Teinture aqueuse concentrée) comme anti-septique, anti-scrofuleuse, et aussi dans le traitement de certaines plaies tendant à dégénérer et à tourner à l'ulcère.

10° MÉLANGE A PARTIES ÉGALES DES DEUX DERNIÈRES TEINTURES CI-DESSUS MENTIONNÉES. Enfin, j'ai employé, parfois, un mélange de Teinture composée d'Aloës et de Teinture de Brou de noix en parties égales, et j'ai pratiqué une douzaine environ de pansements, tant de plaies que d'ulcères, avec cette mixture.

Je n'ai pas remarqué qu'il y eût une différence d'action bien tranchée, en règle générale, entre les résultats obtenus à l'aide du composé, ou des deux composants isolément employés. — Tout ce que je puis dire, c'est que, sans pouvoir attribuer à ce mélange une supériorité réelle, il réussit parfaitement bien aussi, et comme cicatrisant, et comme désinfectant ; et que, peut-être, dans quelques cas spéciaux, impossibles à préciser à l'avance, il pourra rendre des services.

CONCLUSION. — J'en suis arrivé, aujourd'hui, à ne me servir exclusivement que des Teintures, soit Aloëtique composée (Elixir de longue vie), soit simple et saturée de Brou de noix ; ces deux préparations ayant pour moi satisfait à toutes les indications désirées, et ayant constamment donné à moi-même et à grand nombre de confrères et d'élèves, aujourd'hui devenus nos confrères, qui ont bien voulu aussi les expérimenter de leur côté, des résultats supérieurs à ceux obtenus par l'emploi des autres Alcooliques.

Plus de *deux cents fois*, et certes, en donnant ce chiffre, je reste de beaucoup au-dessous des limites du vrai , j'ai eu occasion de m'en servir, et, je puis le dire hautement, jamais leur emploi n'a été suivi d'aucun accident inhérent à la nature même du topique.—Si, parfois, un peu d'irritation dans le voisinage des parties affectées m'a paru en résulter, elle a toujours vite cédé à l'application de quelques compresses simplement imbibées d'eau fraîche pure ou légèrement saturnée.

B

Mode d'emploi.

S'il s'agit d'une plaie opératoire ou accidentelle sans perte de substance , et sur laquelle les téguments puissent être ramenés et maintenus ; avant de procéder au pansement définitif, je lave à grande eau, tiède d'abord, pour faire autant que possible donner les vaisseaux sanguins qui, plus tard, pourraient fournir du sang, les rendre apparents et faciliter ainsi leur ligature, ou mieux leur *froissement*, à l'aide de pinces *ad hoc*, lorsqu'ils sont fort petits, ou leur *torsion*, lorsqu'ils sont de calibre un peu plus fort.

En effet, quelque rapidement coagulante et cicatrisante que soit l'action de l'Alcool, on ne peut faire que les tissus végétaux, que l'on fait d'ordinaire servir aux ligatures des artères, ne séjournent dans la plaie et n'y agissent à la façon de corps étrangers qui doivent être éliminés plus tard par une inflammation suppurative ; et cela doit avoir lieu, ces mêmes ligatures employées fussent-elles de matière animale, comme Béclard, je crois, l'avait proposé, pensant qu'en raison de leur nature elles pourraient être facilement résorbées. (Celui qui découvrira quelque tissu résorbable, aura rendu un grand service à la médecine opératoire et à l'humanité.) — Je lave ensuite à l'eau fraîche.

La plaie ainsi nettoyée et abstergée à l'aide d'une éponge douce ou de compresses fines, je la *badigeonne* avec soin à plusieurs reprises, dans toute son étendue, avec l'Alcool ou la Teinture alcoolique, sur laquelle j'ai arrêté mon choix. J'en rapproche ensuite les bords ou les lambeaux, et les maintiens en rapport, soit à l'aide des serre-fines de Vidal de Cassis, soit, beaucoup mieux encore, à l'aide d'autant qu'il est nécessaire, pour un affrontement exact, de points de suture entortillée, ou bien préférablement, s'il n'y a pas rétraction trop forte des tissus, de *suture entrecoupée*.

Cette dernière suture, dans ces pansements à l'alcool, est de beaucoup supérieure à tous les autres modes de rapprochement et de contention des lambeaux. — En effet, elle permet une application immédiate, sur les lèvres de la plaie mises en contact, des plumasseaux imbibés de la préparation alcoolique, et une compression exacte et légère de ses bords et des tissus tégumentaires sur le fond de cette même plaie; tandis que l'application des serre-fines ou d'épingles forme toujours *une sorte de Voûte, de Pont*, qui empêche, plus ou moins, cette application exacte et immédiate, et cette compression légère, nécessaire, a un complet succès.

La coaptation ainsi faite, je la recouvre d'un linge fenêtré, fin et sec, sur lequel j'applique un large gâteau de charpie; puis j'arrose *largement* le tout avec le liquide alcoolique. *L'imbibition est renouvelée deux ou trois fois dans les vingt-quatre heures*, et la plaie visitée seulement tous les deux jours.

Le plus souvent, vu l'absence de toute suppuration et de toute odeur, la même charpie qui, sous forme de *culot*, s'est modelée sur les parties recouvertes, surtout lorsqu'il s'agit d'un moignon résultant d'une amputation de membre, peut, tout imprégnée qu'elle est des substances actives de la Teinture employée, être immédiatement réappliquée, humectée de nouveau, et servir à plusieurs pansements.

Dans le cas où, à la première ou deuxième levée de l'appareil, il y aurait un petit suintement, un peu de sanie; je lave legèrement les lèvres de la plaie, soit avec une décoction un peu concentrée et froide de feuilles de noyer, soit avec un peu de la préparation alcoolique elle-même, dont j'imbibe un petit bourdonnet de charpie.

Dans le cas, assez rare d'ailleurs, d'un peu de chaleur ou d'érythème des bords de la plaie, il est bon d'y appliquer pendant quelque temps, pour la rafraîchir, soit une compresse en plusieurs doubles, soit un gâteau de charpie imbibé d'eau fraîche simple; après quoi l'on peut, en général, reprendre au bout de cinq à dix heures le pansement par les alcooliques.

Je ne saurais trop insister sur l'inconvénient, inévitable il est vrai, du séjour dans la plaie des fils nécessaires aux ligatures des vaisseaux.— Il est bon de les faire aussi rares que possible ; seuls, ils retardent, aux points de leur trajet dans la solution de continuité, la cicatrisation complète, presque toujours, sans eux, par première intention, et deviennent la cause du peu de suppuration que l'on voit quelquefois survenir.

Le résultat de ce mode de pansement, lorsque les lambeaux ont pu être contenus à l'aide de la SUTURE ENTRECOUPÉE, *préférable à tout autre, par les motifs que je viens de dire*, lorsque la disposition des parties permet de l'appliquer, est le suivant : le gonflement des lèvres de la plaie est nul ; les points de suture se dessèchent d'eux-mêmes ; aucun étranglement ne survient à leur point d'application, et l'on peut, ou attendre leur chute naturelle par putréfaction du fil, ou tout au moins ne les couper que lorsque la solidité de la cicatrice est jugée amplement suffisante pour ne pas craindre sa déchirure.

Le pansement des plaies plates avec perte de substance est tout aussi facile, et consiste dans la simple application, sur la surface béante, de plumasseaux fins imbibés de la Teinture alcoolique ; seulement, *le pansement, dans ces sortes de plaies, devra être renouvelé un peu plus souvent*.

Dans ces deux genres de pansement, inutile de dire que la charpie sera maintenue en place, et aussi exactement appliquée que possible, à l'aide de compresses et de quelques tours de bande modérément serrés.

———————

SECTION IIᵉ.

DE L'EMPLOI, COMME AGENTS DÉSINFECTANTS DES PLAIES, DE
L'ALCOOL ET DES TEINTURES ALCOOLIQUES SIGNALÉES CI-
DESSUS. — EMPLOI, DANS LE MÊME BUT, DE PLUSIEURS
DE LEURS INGRÉDIENTS.

Ainsi qu'on l'a vu dans l'historique que j'ai donné de
mes premières tentatives (pages 16, 17, 20, 21), c'est surtout à ce point de vue, comme pansement secondaire et
comme agent de désinfection, que, de 1853 à 1859, j'ai
commencé à faire usage des Teintures alcooliques.

Depuis cette époque, tout en les employant de prime-
abord dans le traitement des plaies accidentelles ou d'opérations, je n'en ai pas, comme bien on le pense, négligé
l'application comme moyen désinfectant et comme modificateur de trop abondantes et dangereuses suppurations.
Parmi les cinquante-cinq ou soixante cas d'emploi que je
pourrais citer, je me contenterai de signaler brièvement
quelques-uns de ceux qui me paraissent les plus concluants.

§ 1ᵉʳ.

EXPOSÉ ANALYTIQUE DE QUELQUES-UNS DES PRINCIPAUX FAITS,
ET OBSERVATIONS.

Dans deux nouveaux cas d'amputation du sein, où j'avais
cherché à obtenir la réunion, par première intention, à
l'aide de la suture entortillée ou enchevillée, voyant,
lorsque je procédai au deuxième ou troisième pansement,
le but en partie manqué, la suppuration devenir claire,
quelques bulles d'air s'échapper par les points décollés de

7

la plaie, correspondant au trajet des fils de ligature d'artères; une ou deux injections avec la Teinture aloëtique
composée, portées par un des *hiatus* de la solution de
continuité, ont suffi, dans les deux cas que je cite, pour
faire rentrer le travail de cicatrisation dans un état régu-
lier, et lui imprimer une marche rapide.

Il en est de même d'injections pareilles pratiquées dans
de vastes décollements consécutifs, à l'ouverture, soit spon-
tanée, soit à l'aide de l'instrument tranchant ou du cau-
tère potentiel, d'abcès froids, siégeant trois fois à la cuisse,
quatre fois à la région lombaire, une fois au bras, une
autre vers la région sous-scapulaire, une autre à l'avant-
bras; en tout, dix.

Dans trois autres cas, j'ai rapidement désinfecté et guéri,
par le même moyen, de vastes désorganisations avec suppuration abondante, fétide et de mauvaise nature, résultant de profondes escarres du sacrum et du siége, à la
suite de fièvres typhoïdes graves ou d'un décubitus dorsal,
longtemps prolongé pour fracture du col du fémur.

Je l'ai aussi deux fois employé avec un non moindre avan-
tage pour obtenir la cicatrisation d'ulcères profonds aux
mollets, à la suite d'applications de larges vésicatoires.

Deux fois aussi je m'en suis servi avec succès dans
deux cas de gangrène sénile du pied avec sphacèle dans
le premier, du gros orteil; dans l'autre, de trois des petits
orteils, qui furent ensuite naturellement éliminés par la
suppuration.

J'ai employé une fois aussi, avec une amélioration bien
notable, de semblables injections dans un cas d'ozène.
L'indocilité, et plus encore l'incurie du malade, empêcha
l'achèvement d'une guérison qui, bien probablement, fût
devenue radicale.

Les autres observations ont trait à des états ou à des

plaies d'une moindre importance produites par arrachement, par écrasement surtout, pansées de prime-abord
par les anciennes méthodes, et prenant, au bout de quelques jours, une fâcheuse tournure.

Mais, de tous les faits que je pourrais relater encore, le
suivant est assurément un des plus péremptoires.

OBS. IVe. Fin août 1861 , un blessé est apporté à l'hôpital.—Renversé, à l'état d'ivresse, dans une des rues de
Caen, par une diligence, dont les roues lui ont passé sur
les deux jambes ; il présente, entr'autres lésions, les suivantes: la gauche a été en partie dénudée de ses téguments ;
le tibia est mis à nu dans une grande étendue ; le mollet
est tout dilacéré ; mais il n'existe pas de fracture de ce côté.
—De nombreux points de *suture entrecoupée* sont pratiqués.
—Pansement par la Teinture aloëtique composée.—Guérison
rapide, sans inflammation ni suppuration.

La jambe droite a été beaucoup plus maltraitée. Elle est
le siége d'une fracture comminutive vers sa partie moyenne
supérieure, avec déchirure des téguments et issue des fragments osseux. Le palper fait reconnaître la présence de nombreuses esquilles que l'on sent crépiter sous les mains.—Les
désordres étaient tels, qu'un moment je balançai à pratiquer
l'amputation immédiate au point d'élection. Deux de mes
collègues opinaient aussi dans le même sens.—Le membre
fut néanmoins placé dans un appareil en gouttière et soumis
à l'irrigation continue.

Au bout de six ou sept jours, de nombreuses fluctuations
se manifestent en divers points du membre encore énormé-
ment tuméfié : — je pratique avec le bistouri plusieurs débri-
dements et plusieurs ouvertures et contre-ouvertures, et je
fais continuer l'irrigation, alternant avec des cataplasmes
émollients et froids de farine de riz.—La suppuration est des
plus abondantes, mais d'assez bonne nature.

A sept ou huit autres jours de là, vers le quatorzième
ou quinzième jour après l'accident, je passe un long séton

filant entre les fragments osseux du tibia, l'entrée de la mèche vers le quart supérieur du tibia, la sortie vers le quart inférieur et postérieur de la jambe, à la naissance du mollet. — La suppuration continue avec la même abondance; mais elle tend, de jour en jour, à s'altérer dans sa nature. Elle finit par devenir diffluente, couleur lie de vin avec teinte grisâtre, et surtout exhalant une odeur infecte. — Le malade a éprouvé des frissons, les pommettes sont injectées, la peau chaude et sèche, la sclérotique a pris une teinte un peu ictérique : il y a de l'anorexie, quelques hoquets, quelques envies de vomir; le pouls est petit, misérable et fréquent; il se manifeste de nombreuses exacerbations de chaleur: — en somme, l'état général du malade est fort grave, et tout indique chez lui une fièvre de résorption.

Je propose l'amputation : le malade s'y refuse net, et dit vouloir mourir avec sa jambe; sa famille l'encourage, du reste, dans sa résistance.

Je prends alors un parti : je porte en injection, dans la jambe malade, d'abord une décoction un peu concentrée de feuilles de noyer, pour opérer le lavage des clapiers ; puis, après l'issue de ce liquide, favorisée par des pressions méthodiques, immédiatement une autre injection avec environ 120 grammes de Teinture aloëtique composée, dont je favorise la stagnation dans les parties lésées, en bouchant, autant que possible, les ouvertures à l'aide de petits bourdonnets de charpie.

Le malade n'en éprouve qu'un sentiment de chaleur, fort supportable, dans toute la jambe ; mais, au bout de quelque temps, vingt à vingt-cinq minutes, il présente tous les symptômes d'une légère ébriété, ou tout au moins d'excitation générale. — Toutes les forces semblent remontées; — cet état dure peu.

Comme résultat local, dès le jour même, les symptômes fâcheux, du côté du membre blessé, se sont sensiblement amendés. — Le lendemain, je constate, à la visite, que la suppuration a beaucoup diminué. Elle a presque perdu sa fétidité et pris un aspect moins mauvais.

Je renouvelle matin et soir mes injections alcooliques, à quantité progressivement diminuée, et j'applique sur les plaies des plumasseaux imbibés de ladite teinture.

Au bout de trois jours, tout a changé de physionomie : symptômes généraux et symptômes locaux, tout est entré dans une bonne voie, et, sous l'influence de ces applications alternativement reprises ou suspendues selon les indications, le membre a pu être conservé, et, après un temps, long il est vrai (environ quatre mois), le malade sort guéri, ne conservant plus de son accident qu'un peu de claudication, qui, du reste, s'est avec le temps beaucoup amendée.—Cet homme exerçait la profession de couvreur, et il a pu, depuis bien longtemps déjà, remonter sur les toits.

Dans deux autres cas analogues de fracture comminutive de jambe par des causes ayant agi d'une manière à peu près idèntique, mais pourtant, il faut bien le dire, d'une gravité moindre, tout en prenant une tournure analogue, j'ai obtenu d'aussi bons résultats par les injections et les applications de Teintures alcooliques.

Voici enfin un dernier fait que je ne saurais passer sous silence.

OBS. V[e]. Au commencement de septembre 1862, un homme, âgé de 56 ans environ, entre à l'Hôtel-Dieu, réclamant l'amputation du bras gauche, pour une affection spéciale de toute la peau du membre, sorte de cancroïde épithélial général, avec dégénérescence, en de nombreux points, de tout le tissu dermique.—Le mal remonte à plusieurs années déjà ; il a résisté de la façon la plus absolue à des traitements rationnels variés, et n'en a pas moins continué à s'accroître.

Tout le bras est, en outre, le siége de douleurs continues, tellement atroces et intolérables que le malade, dont l'état général paraît d'ailleurs assez satisfaisant, demande avec instance l'opération. — M. Le Prestre, chirurgien en chef, pratique donc l'amputation dans l'article par une méthode mixte, ingénieuse combinaison des méthodes ovalaire et à lambeaux ; mais, obligé de s'absenter et de me remettre son service pour quelque temps, mon honorable collègue me charge des soins du pansement.—J'y procède par la méthode ordinaire, ne voulant pas, dans un fait aussi grave, malgré mes idées pourtant bien arrêtées à cet égard, mais surtout pour un malade qui n'était pas absolument le mien, assumer, en cas d'insuccès, aucune responsabilité sur moi, ou tout au moins sur le mode de pansement qu'on aurait pu incriminer de témérité.

Les tissus sains ont été habilement ménagés : aussi m'est-il facile de rapprocher les lambeaux que j'affronte et maintiens par de nombreux points de *suture entrecoupée* ; je recouvre la plaie d'un linge fin, fenêtré et cératé, et de gâteaux de charpie bien douillette ; — appareil contentif méthodiquement disposé.

Tout va bien pendant sept à huit jours, lorsque le malade est pris de malaise général, de frissons intercurrents, suivis de réaction fébrile, accompagnée de battements dans la plaie.—Les bords de celle-ci tendent à s'écarter ; ils sont devenus d'un rouge grisâtre, humides et mollement gonflés ; de la tuméfaction se manifeste aussi vers la partie inférieure de la région de l'aisselle, ou mieux de la place qu'elle occupait. — Il est évident qu'il va se former là quelque phlegmon.

Deux ou trois jours plus tard, en effet, la fluctuation devient sensible. — Issue est donnée au pus à l'aide d'une contre-ouverture, et le malade immédiatement soulagé. — L'aspect général de la plaie continue néanmoins à ne pas me satisfaire : l'on sent et l'on voit parfaitement bien qu'une cicatrisation profonde ne s'est pas opérée ; elle donne un pus trop abondant, quoique d'assez bonne nature. — Lorsqu'on veut vider le foyer par une compression légère, on amène quelques bulles d'air, et, quelle que soit l'apparence de cicatrisation extérieure, on a la conscience que si l'on enlevait tous les points de suture, dont la moitié seulement (un sur deux) ont été coupés, on se trouverait en face d'un décollement à peu près absolu des lèvres et des lambeaux de la plaie.

En présence de l'imminence des accidents qu'il est permis de redouter, je n'hésite plus. J'ai recours à mes injections et applications topiques de Teinture aloëtique composée.—Dès le troisième pansement, tout est revenu à un état des plus satisfaisants, et, à partir de ce moment, une guérison radicale a marché sans entraves, ne me laissant que le regret de n'avoir pas pris sur moi de panser primitivement et dès le début avec les Alcooliques ; comme je l'avais fait du reste, dès le lendemain, chez un militaire que je venais de débarrasser d'une jambe, pour une tumeur blanche de l'articulation tibio-tarsienne, et dont la plaie était, depuis plusieurs jours déjà, cicatrisée, sans aucun accident ni complication que ce pût être.

En résumé, c'est toujours *avec un entier succès*, et sans aucune espèce de revers, que je les ai mises en pratique comme désinfectantes et comme modificatrices de suppurations trop abondantes ou de mauvaise et dangereuse nature, et je n'hésite pas à les regarder comme supérieures, pour atteindre ce but, à tous les autres désinfectants, *sans exception aucune*, que j'ai maintes fois employés, d'après les éloges pompeux que j'en avais entendu faire.

§ 2e.

NATURE ET MODE D'EMPLOI DES TEINTURES ALCOOLIQUES QUE
J'AI MISES EN USAGE COMME DÉSINFECTANTES.

Je me suis toujours servi, pour ces sortes de pansements désinfectants, soit de la Teinture alcoolique composée d'Aloës, soit de la Teinture simple concentrée de Brou de noix, soit enfin de la Teinture d'Iode, préparées selon les formules du Codex ; celle de Brou de noix, d'après les proportions que j'ai données, page 42 de ce travail. — J'y renvoie.

Je dois ajouter que la Teinture d'Iode, malgré tout ce que j'avais lu de quasi-merveilleux écrit en maint lieu à son sujet, contre la pourriture d'hôpital, ne m'a jamais donné que d'assez piètres résultats. — Si elle est pure, elle est trop caustique ; — si elle est diluée, elle n'a plus assez d'action. — Je reste, d'ailleurs, persuadé que sa vertu lui vient presque uniquement, dans ces cas, de l'Alcool, qui tient l'Iode en dissolution, lui sert de véhicule et en amoindrit les propriétés caustiques.

Aucun de ces inconvénients ne se retrouve dans les deux autres teintures : les vertus inhérentes à leurs ingrédients sont exclusivement et franchement toniques, astringentes ou résolutives, abstraction faite de celles particulières à leur véhicule, l'Alcool.

Mode d'emploi. Il est des plus simples, et je l'ai donné déjà : injections, à l'aide d'une seringue, dans les clapiers et les plaies sinueuses, fistuleuses et profondes. En plus, et de même que pour les plaies plates ou avec déperdition de substance, application par lotions et à l'aide de plumasseaux épais de charpie fortement imbibés de ces teintures.

La simple et succincte relation de ces quelques faits suffit, ce me semble, pour me dispenser d'en citer un plus grand nombre ; ce que je pourrais, du reste, faire très-facilement. — Je n'aurais qu'à puiser dans mes notes ; mais je ne veux pas alonger ce travail outre mesure. — Que d'autres essaient à leur tour.

§ 3.

ACTION SUR LES PLAIES DE QUELQUES-UNES DES SUBSTANCES MÉDI-CAMENTEUSES, OU DE LEURS ÉLÉMENTS CONSTITUANTS, ENTRANT DANS LA COMPOSITION DE PLUSIEURS DES TEINTURES ALCOOLIQUES SUR LESQUELLES ONT PORTÉ MES EXPÉRIMENTATIONS.

J'ai voulu voir quelle était l'action comparative de quelques-unes des substances, ou d'aucuns de leurs éléments, qui entrent dans la composition des teintures alcooliques que j'ai employées, et me rendre, autant que possible, compte de *leur effet intrinsèque* sur les plaies, pour tâcher d'apprécier ce qu'elles pouvaient ajouter aux propriétés inhérentes à l'Alcool qui leur servait de véhicule.

J'ai employé les suivantes à leur état naturel et simplement pulvérisées. — Je les ai appliquées seules ou mélangées ensemble en des proportions variables.

A

Enumération et Appréciations.

1° Poudre de Cannelle (Chine), comme étant moins chère et contenant plus de principe astringent que la Cannelle Ceylan ;

2° Poudre d'Aloës succotrin ou vendu pour tel ;

3° Acide Tannique ou Tannin en poudre ;

4° Mélange des trois poudres précédentes ;

5° Poudre de Benjoin.

Saupoudrées en quantité voulue, selon l'étendue des surfaces, sur des plaies anciennes, ulcéreuses, suppurant trop ou donnant une suppuration de mauvaise nature, les trois premières de ces poudres m'ont semblé avoir une action à peu près analogue.

8

Voici, du reste, plus en détail, le résumé de mes observations sur la valeur absolue et relative de chacune d'elles :

1º POUDRE DE CANNELLE.—Elle m'a réussi, dans trente cas au moins, à modifier des plaies fétides dont la coloration devenait grisâtre, le pus ichoreux, sanieux et trop abondant.—Je l'ai employée, surtout, dans des plaies résultant de décollements à la suite de bubons vénériens, d'abcès phlegmoneux ou froids spontanément ouverts, après amincissement et destruction plus ou moins étendue des téguments ; — une fois, entr'autres, avec un entier succès, sur un marin, chez lequel un vaste phlegmon de la jambe avait, en quelque sorte, disséqué et mis à nu tous les muscles du mollet.

2º POUDRE D'ALOÈS.—Elle réussit fort bien pour déterger des ulcères sordides, simples ou spécifiques.—Je l'ai employée, quarante fois peut-être, sur des chancres muqueux, des plaies atoniques, et aussi dans des lupus, des cancroïdes et des cancers ulcérés. — Assurément elle ne guérit pas ces dernières affections ; mais, le plus souvent, elle en modifie favorablement et en diminue la suppuration, les nettoie, leur donne un aspect moins repoussant, rend le fond des ulcères plus rosé et moins sanieux.

J'en ai particulièrement fait usage, avec les résultats que je signale, dans deux cas de cancers de la verge, dans trois cancroïdes de la face, et surtout dans une dégénérescence cancéreuse d'une tumeur du pli de l'aine, ayant envahi une portion très-étendue de la partie supérieure de la cuisse ; et, quoique le résultat n'en ait pas moins été funeste, je m'applaudis encore de l'avoir appliquée, à cause du soulagement que ce mode de pansement apportait au malade, ne fût-ce qu'en lui rendant plus tolérable sa dégoûtante infirmité.—Elle agit particulièrement comme détersive et comme désinfectante.—Employée à dose un peu forte, et en quantité un peu considérable, dans des dénudations de vaste étendue ; son principe purgatif paraît absorbé, et elle agit quelquefois comme alvine, et provoque des selles.

3° TANNIN EN POUDRE.—Son action est des plus efficaces, surtout vers le déclin des plaies, lorsqu'il ne reste plus que quelques points dont il est souvent fort difficile d'obtenir la cicatrisation radicale.—Il réussit aussi de la manière la plus heureuse, saupoudré en nature, sur les chancres volants, sur les ulcérations muqueuses indolentes de la verge, du vagin ou autres parties, qui font si souvent le désespoir des malades et du chirurgien, par la persistance de leur état stationnaire, sous l'influence des pansements ordinaires.

4° MÉLANGE DES TROIS POUDRES PRÉCÉDENTES. — J'ai ensuite fait un mélange de ces trois poudres, dans les proportions suivantes :

℞ Poudre de Cannelle. . . . . . 2 parties *en poids.*
   Poudre d'Aloës succotrin. . . 2 parties *id.*
   Acide Tannique. . . . . . 1 partie *id.*

Réduites en poudre très-tenue et exactement mélangées.

Ce mélange constitue un excellent anti-septique. Je le regarde comme bien supérieur à la poudre de Quinquina rouge, journellement et banalement employée dans ce but, et à laquelle j'ai, pour mon compte, par les raisons suivantes, renoncé à peu près totalement dans ma pratique, pour la remplacer par la composition ci-dessus.—En effet, la poudre de Quinquina est entièrement insoluble ; elle ne tarde pas à s'humecter des produits de la suppuration ; elle s'en imbibe et forme avec eux une sorte de pâte, de *magma* qui encroûte la plaie, surtout à ses bords, et s'oppose notablement à l'écoulement du pus.

Deux, au contraire, des trois substances qui entrent dans la composition que j'indique, sont solubles à peu près, sinon en totalité, par les liquides que sécrètent les plaies ; elles se liquéfient donc, et n'offrent, par suite, aucun des inconvénients de la poudre de Quinquina, dont elles possèdent au décuple les propriétés que cette dernière doit au Tannin qu'elle renferme.—Je ne saurais trop recommander ce moyen.

5° POUDRE DE BENJOIN.—Le reproche que j'adresse, dans l'alinéa précédent, à la poudre de Quinquina peut s'appliquer aussi à la poudre de Benjoin.—Son insolubilité, à peu près absolue dans les liquides sécrétés par les plaies, lui fait apporter les mêmes obstacles à l'écoulement de la suppuration.

B

Mode d'emploi de toutes ces substances.

Il suffit d'en saupoudrer quelques pincées sur les plaies, ou de les panser avec des bourdonnets de charpie fine, que l'on en a fortement imprégnés.

NOTA.—Bien entendu que, pour tous ces pansements, on peut, si on le juge convenable, imbiber ensuite d'alcool ou de quelqu'autre des préparations alcooliques que je recommande, la charpie dont on se sert pour recouvrir ces plaies.

C

Marc de Brou de noix.—Mode d'emploi, dans les pansements de la Pulpe alcoolique ou Marc de Brou de noix.

J'ai dit (p. 42) que le résidu du Brou de noix que j'employais pour faire une Teinture alcoolique pouvait encore servir, à l'état de *Marc*, à certains pansements.

Pour cela, on soumet de nouveau au mortier ce Brou de noix ainsi macéré, en l'arrosant d'un peu de la Teinture qu'il a servi à préparer.—Passez à travers un tamis peu serré ou une passoire fine, pour le réduire *à l'état d'une pulpe ténue et bien homogène, de la consistance du cérat ordinaire.*

Préparée ainsi, je l'étends sur de minces plumasseaux de charpie, ou j'en enduis, à l'aide d'une spatule, toute la surface de la plaie à l'épaisseur de 3 à 4 millimètres, et la recouvre ensuite de plumasseaux secs de charpie fine.

Ce mode de pansement convient beaucoup dans les ulcères scrofuleux ou syphilitiques ou variqueux atoniques que l'on voit si souvent survenir aux jambes chez les vieillards.

Je l'ai mis en usage vingt fois au moins dans ces cas ; et, tout récemment encore, dans une circonstance où il m'a été permis d'en apprécier, d'une manière bien évidente, la valeur cicatrisante, comparativement aux autres modes de pansement généralement employés.

OBS. VIe. — Un homme de 45 ans, de bonne constitution, entre à l'Hôtel-Dieu, porteur de sept ulcères variqueux aux jambes, trois à la jambe droite, quatre à la jambe gauche. — Chacun d'eux a environ la dimension variable d'une pièce de 2 à 5 francs.—Tous ont à peu près le même aspect : bords indurés, calleux, coupés à pic ; fond grisâtre, tendant à saigner et à s'accroître.

Je fais panser quatre de ces ulcères par le Marc de Brou de noix, comme il a été dit plus haut ;—les trois autres, alternativement avec le cérat ou le styrax, la poudre de Quinquina, etc., etc.

Au bout d'une vingtaine de jours, tous les ulcères pansés

au Brou de noix sont guéris, tandis que les autres ont à peine diminué de moitié, et j'en amène rapidement la guérison en les traitant par la méthode qui a fait promptement cicatriser les autres.

Trois autres malades de la même salle sont, pour des lésions analogues, simultanément soumis avec le même succès au même mode de pansement.

Effets consécutifs de ce mode de pansement.—Une particularité digne de remarque, c'est la solidité comparative de la cicatrice des ulcères traités par la Pulpe alcoolique de Brou de noix. — Autant le tissu cicatriciel, au voisinage de ceux qui, à la longue, guérissent par les anciennes méthodes de pansements, reste mince, la peau comme une pelure d'oignon et se déchirant avec la plus grande facilité ; autant, au contraire, elle est relativement solide, épaisse et résistante à de nouvelles érosions, dans ceux guéris à l'aide du pansement que j'indique.—Le Brou de noix semble avoir exercé une sorte de condensation, de tannage du chorion à ces mêmes endroits cicatrisés.

D

Essai du Marc de Brou de noix dans l'Amygdalite chronique.

L'idée m'est aussi venue d'employer cette même pulpe, en application topique, au traitement de l'amygdalite chronique, chez des sujets qui refusaient de se soumettre à la résection des amygdales, rendue nécessaire par l'hypertrophie de ces organes.

Quatre fois je m'en suis servi avec les résultats suivants : deux fois guérison radicale, après quatre ou six semaines de pansement. —Une fois, amélioration notable, mais sans guérison complète. —Une fois, sans aucune modification.—

Je fus obligé, au bout de plusieurs mois, d'en venir à l'excision.

Manière de procéder au pansement.—Tremper un pinceau de charpie ou de poil bien souple de blaireau dans cette pulpe, rendue un peu liquide par addition d'une petite quantité de la Teinture qui en a été extraite.—Badigeonner huit à dix fois par jour, plus souvent même si on le veut, les parties affectées, en recommandant au malade de s'abstenir, pendant le plus de temps possible, de cracher après chaque application.

Je me borne à signaler ces faits. Leur petit nombre ne me permet pas d'en tirer de déductions.—Ce sont des expérimentations à reprendre à nouveau.

§ 4e.

Analogies et Déductions.

DES INJECTIONS ALCOOLIQUES DANS LA CAVITÉ UTÉRINE APRÈS L'ACCOUCHEMENT, COMME MOYEN PRÉVENTIF DE LA MÉTROPÉRITONITE PUERPÉRALE, OU DE LA FIÈVRE PURULENTE, DES NOUVELLES ACCOUCHÉES. —EMPLOI DES ALCOOLIQUES DANS LES PANSEMENTS A LA SUITE DE L'OPÉRATION DE L'OVARIOTOMIE.

Comme déduction de tout ce que j'ai fait, vu et observé, à propos de la question qui m'occupe ici, je ne balance pas à me ranger complètement à l'opinion de M. Batailhé, relativement aux avantages que l'on devrait retirer des injections alcooliques, directement portées dans l'utérus, dans les cas qui font l'objet et le titre de ce paragraphe. —J'accepte, en tout point, toute solidarité d'opinion avec celle qu'il émet dans les quelques lignes suivantes que j'emprunte à sa brochure.

« L'analogie entre un utérus récemment vide du pro» duit de la conception et une vaste plaie récente a

» frappé tout le monde.—Ici, veines largement ouvertes
» (sinus utérins), lymphatiques volumineux permettant
» l'entrée dans les veines et les lymphatiques des matières
» sécrétées dans la cavité utérine.—De là, infection puru-
» lente possible ; de là, possibilité d'abcès dans les veines
» et les lymphatiques utérins ; de là, possibilité de mort,
» avec ou sans infection. »

Probablement, les Alcooliques portés en injection dans la cavité de l'utérus, immédiatement après l'accouchement, apporteraient un obstacle ou un remède à ces accidents terribles et rapidement mortels, à l'ensemble desquels on a donné le nom de *fièvre puerpérale*.

Du reste, ces idées n'ont pas même le mérite d'une nouveauté absolue.—Cette théorie de l'infection putride, ou fièvre putride aiguë, n'a-t-elle pas déjà été émise, en 1857, par M. le docteur Dumontpallier, dans sa thèse inaugurale sur l'infection purulente et l'infection putride à la suite de l'accouchement ?—M. Velpeau lui-même n'a-t-il pas, depuis longtemps, attiré l'attention des praticiens sur l'infection putride aiguë ;—et, si ma mémoire ne me fait pas défaut, M. Voillemier n'a-t-il pas donné à l'infection putride aiguë, dont nous nous occupons ici, le nom de fièvre pyogénique des nouvelles accouchées ?

Si, maintenant, nous voulons remonter plus loin ; comme fait pratique, ne voyons-nous pas Guénin-Ruleau, après une opération césarienne qui fut couronnée de succès, injecter du vin dans l'utérus, et mettre de l'Alcoolat vulnéraire entre les lèvres de la plaie de l'utérus et de la plaie de la paroi abdominale ?—Ces agents alcooliques, qu'ont-ils fait dans ce cas ?—Favorisé la guérison de la plaie utérine et de la plaie abdomidale, — produit l'adhésion *immédiate* du péritoine pariétal et du péritoine utérin, —et apporté un obstacle à la métro-péritonite.

Aussi, dans cette opération hardie, que quelques chirurgiens seulement ont, jusqu'à ce jour, osé pratiquer, — dans l'*Ovariotomie*, pour l'appeler par son nom , — je suis très-porté à croire que le pansement à l'aide des Alcooliques éloignerait plusieurs des chances d'insuccès, et rendrait d'incontestables services, en se faisant le puissant auxiliaire de réussites plus nombreuses.

Me sera-t-il donné de l'expérimenter ? — Je l'ignore ; mais je n'hésiterais pas à y recourir. — Et, à plus forte raison, si jamais, ce dont Dieu veuille bien me garder, je me trouvais en présence d'une de ces épidémies, si meurtrières le plus souvent, de fièvre puerpérale, de métrite ou de métro-péritonite puerpérales, qui, surtout dans les premiers débuts de l'invasion , font presque autant de victimes qu'elles frappent de nouvelles accouchées ; je ne balancerais pas, dis-je, enhardi par ce que j'ai vu à propos des plaies accessibles aux regards, à porter, après l'accouchement, une injection d'Alcool, *ou mieux* d'une des Teintures alcooliques que je préconise, dans la cavité même de l'utérus, aussitôt après la délivrance.

Quelque hardiesse, quelque témérité même qu'il y eût, aux yeux de beaucoup, à en agir ainsi ; je croirais, en le faisant, remplir un devoir de conscience médicale, tant ma conviction est profonde sur ce point, et je ne fais pas de doute qu'on préviendrait ainsi, bien des fois, d'irréparables malheurs.

Ce que je n'ai pas fait pour d'aussi graves maladies, je l'ai fait pour les organes génitaux ; et, avant de passer aux conclusions véritables de ce travail, je vais, dans les deux alinéas suivants, enregister les tentatives auxquelles je me suis livré dans ce sens.

A

Des Teintures alcooliques comme neutralisantes des Virus, et comme Alexitères. — De leur emploi dans la Vaginite et l'Uréthrite chroniques, et autres affections chroniques des membranes muqueuses.

Je ne me suis pas borné à appliquer, seulement aux pansements chirurgicaux des plaies récentes ou anciennes, les Teintures alcooliques. On a vu avec quel succès j'avais, par leur emploi, amené la cicatrisation rapide de certains chancres et de bubons vénériens.—Elargissant la question, ne pourrait-on pas les considérer comme neutralisantes des Virus, comme *Alexitères?*—Voici comment, alors, j'expliquerai leur mode d'action :

1° Décomposition du virus même; coagulation et neutralisation de ses éléments *délétères*, par son contact direct avec l'Alcool ;

2° Empêchement à l'absorption de ce qui pourrait rester du virus non décomposé, par l'oblitération, aussi due au contact alcoolique (ainsi que nous l'avons dit précédemment en plusieurs points de notre travail) des vaisseaux qui doivent l'absorber et le porter dans le torrent circulatoire.

Quoi qu'il en soit de cette opinion, que certains résultats tendent à corroborer, comme on vient de le voir; le fait matériel existe, et doit encourager les recherches dans ce sens.—Il n'est pas douteux, pour moi, qu'à ce nouveau point de vue, les Teintures alcooliques ne soient appelées à rendre un service important, et, à cette considération, je ne balance pas à signaler les effets que j'en ai obtenus dans le traitement de certains écoulements chroniques des muqueuses uréthrales ou vaginales.

Mes observations relatives à ce mode de traitement chez

la femme se réduisent à six.—Dans toutes, il y avait vaginite chronique, avec ulcération du col utérin.—Beaucoup de modes de traitement, la cautérisation répétée aussi, avaient été mis en usage sans amendement notable. — Quatre fois j'obtins une guérison relativement fort prompte. —Dans un cas, il n'y eut qu'une simple amélioration des symptômes.—Dans un autre, exaspération rapide, et accidents inflammatoires très-aigus qui me forcèrent à revenir aux émollients.

Quant aux uréthrites, mes faits sont beaucoup plus nombreux. — Ils se comptent par une cinquantaine au moins.

Chargé, pendant plus de trois ans, à plusieurs intervalles, *comme Médecin requis*, du service de santé des garnisons qui, depuis 1855, se sont succédé à Caen ; je suis parvenu, en maintes circonstances, avec la Teinture aloëtique, et surtout avec celle de Brou de noix, portées en injection dans le canal, à guérir des blénorrhagies touchant à leur fin, mais surtout à débarrasser, en peu de temps, les malades d'écoulements fort anciens, indolents, passés bien franchement à l'état chronique ; de ces interminables *gouttes militaires*, comme on le dit trivialement, dont la persistance remontait à de nombreux mois, quelquefois à des années.

Mode d'emploi.—Chez la femme:—injection et pansement à fond, avec des bourdonnets imbibés de la liqueur alcoolique, directement portés sur les points ulcérés du col. — Chez les hommes:—injections, matin et soir, comme pour tout autre liquide astringent.—Le plus souvent, deux ou trois jours d'injections suffisent.

B

Cure radicale de l'Hydrocèle, par l'injection de Teinture concentrée de Brou de noix.

Une seule fois je l'ai employée, sans aucun accident que ce soit et avec un succès complet et prompt, dans une opération d'Hydrocèle.—Un fait unique est insuffisant, je le sais fort bien, pour conclure à sa supériorité sur la Teinture d'Iode. Cette tentative est donc à reprendre hardiment en sous-œuvre; et, à l'occasion, je me propose bien de le faire.—Mais quand?—On n'a pas tous les jours sous la main, en province, d'Hydrocèle à opérer.—Tout ce que je puis dire, sans vouloir faire son procès à la Teinture d'Iode; c'est que celle, préparée d'après la formule du Codex, et qui jouit de propriétés caustiques,

    ℟ Iode.. . . . .   32 grammes.

    Alcool, à 34° Cart. (86° cent.). . .   380   *id.*

    Faites dissoudre.—Filtrez.

employée à la dilution de moitié, même simplement d'un tiers, soit une partie et demie ou deux parties de Teinture d'Iode, avec addition d'un peu d'Iodure de Potassium, contre une partie et demie ou une partie d'eau, ne m'a souvent donné que des résultats incomplets et m'a forcé de recourir à une deuxième ponction.—Je viens, tout récemment encore, d'éprouver, à notre Hôtel-Dieu, un échec de ce genre, et j'en suis à me repentir de n'avoir pas usé de ma Teinture alcoolique concentrée de Brou de noix.

Je ne pose donc, à ce sujet, qu'un jalon.—Tout ceci est à revoir.

CONCLUSIONS.

PROFESSION DE FOI.

Ayant accepté de la manière la plus absolue, ainsi que je l'ai dit en plusieurs endroits de ce travail, les opinions émises ou admises par M. le docteur Batailhé, tant sur la théorie de l'infection putride que sur l'action de l'Alcool dans les pansements ; opinions et théories dont une longue expérimentation et de nombreux faits *cliniques* m'ont, depuis dix ans au moins, de plus en plus démontré la justesse : mes conclusions ne peuvent en rien différer de celles qu'il a, de son côté, déduites de ses expériences sur des animaux vivants, pratiquées, selon l'expression scholastique : *In animâ vili.*

Les miennes seront seulement plus explicites, plus affirmatives encore, si c'est possible, ayant fait *du système* une application directe aux pansements de véritables blessés et opérés, et l'occasion m'ayant été donnée aussi de les varier davantage.

Je les formulerai sous forme aphoristique ; mais, avant de le faire, je tiens à présenter une observation dernière, une profession de foi à ce sujet.

Tout, dans le courant de ce modeste écrit, montre assez que je me pose *et tiens même à me poser* en ardent propagateur des pansements à l'aide des Alcooliques. —Il ne pouvait en être autrement, après certains résultats que j'ai obtenus ; et je l'ai dit dans mon épigraphe : *Fuerunt mirabilia quœdam.*

Qu'on n'aille pas pourtant me faire dire plus que je ne pense et que je n'ai voulu prouver.

Je ne prétends pas ériger ce moyen, tout excellent qu'il soit, en une sorte de panacée universelle, et établir que : « hors les Alcooliques, point de salut ; ni que, par leur emploi, quelles que soient les lésions, on doive toujours et nécessairrement guérir. » — Ce serait indignement travestir mes opinions.

D'abord, il peut se présenter quelques cas réfractaires. —Rien n'est absolu ici-bas. — Ensuite, l'application des Alcooliques peut aussi compter ses revers.

En effet, quelqu'efficace et heureux que soit, *en règle générale*, leur emploi dans les pansements, il peut survenir certaines circonstances où les accidents consécutifs aux plaies, que, dans les moins graves et les plus simples même en apparence, il est permis de redouter, ne pourront être conjurés d'une manière absolue. Il pourra surgir aussi quelques complications, quelques écarts de la nature dus peut-être, parfois, à l'énergie même de l'agent employé. Ce sera au chirurgien à les combattre.

Il lui faudra, dans certaines circonstances, suspendre les Alcooliques, modifier leur application, les alterner avec d'autres moyens, augmenter ou mitiger leur degré de force, etc., etc. ; en un mot, se conduire *pro re natâ*, selon les occurrences qu'il est impossible de préciser théoriquement à l'avance, et que la pratique seule pourra enseigner.—Seulement, d'après ma propre expérience, *ces cas seront extrêmement rares* ; mais toujours est-il qu'ils pourront se présenter.

Ce que j'ai à cœur d'ériger en principe, c'est que, avec ce mode de pansement, la possibilité de ces -accidents sera de beaucoup éloignée, et, alors qu'il en surviendra quelques-uns, ils auront, en général, une intensité beaucoup moindre.—De plus, dans l'immense majorité des cas simples et à marche régulière, les guérisons seront de beaucoup plus rapides et bien moins sujettes à de fâcheuses entraves dans leur terminaison absolue.—En un mot, *une guérison prompte et complète deviendra la règle, qui ne pourra être infirmée que par de fort rares exceptions.*

Une considération encore. — Le présent *système*, tant vieux qu'il soit par le fait, n'en est pas moins presque tout nouveau et à son enfance, pour la génération médicale actuelle, tant il était depuis bien longtemps oublié.—Il s'agit de le faire revivre et de le réhabiliter. —Tout est donc à y reprendre en sous-œuvre, et il y a beaucoup à faire et à étudier encore ; car le dernier mot est loin d'être dit au sujet *des Pansements par les Alcooliques.*

Que les chercheurs se persuadent bien qu'il y a, dans l'arsenal thérapeutique, bon nombre de substances sur lesquelles on peut faire rouler l'expérimentation. — La classe si nombreuse des résines, des sous-résines, des productions végétales, contenant tout à la fois un principe balsamique et astringent, tannin, acide gallique, ou autres capables de se céder à l'Alcool et de se combiner, par dissolution intime, avec lui, est loin d'être épuisée. Il y a là, à propos des pansements chirurgicaux, une mine riche à fouiller, un champ vaste et fécond à défricher.—Il y a une belle tâche à remplir pour la jeunesse médicale, ce véritable pollen vivifiant de la science ; aussi je lui crie : *Sursùm mentes et capita!* Debout et à l'œuvre !

En attendant, je ne balance pas à émettre avec une conviction profonde les conclusions suivantes :

I.

Les Alcooliques ont, dans le pansement des lésions traumatiques, une doublé action, selon que les plaies sont récentes ou anciennes.

Dans les plaies récentes, ils agissent comme *cicatrisants* énergiques, en favorisant la réunion immédiate ou *par première intention*.

Dans les plaies anciennes, suppurant trop, ou donnant une suppuration de mauvaise nature et tendant à dégénérer, ils agissent comme *désinfectants.*—Ils sont, à ce point de vue, supérieurs à tous ceux préconisés jusqu'ici. — Pour mon compte, je n'en connais pas de meilleur.

II.

Les Alcooliques, employés, dès le début, dans le pansement des plaies d'opérations ou autres, arrêtent les suintements hémorrhagiques, assèchent la plaie, s'opposent à la formation du pus, qui, bientôt, pourra menacer l'économie tout entière.

Ils préviennent aussi le phlegmon diffus, l'érysipèle traumatique, les phlegmasies des synoviales tendineuses et autres séreuses, en coagulant le sang contenu dans les petits vaisseaux et la lymphe ou le liquide que sécrètent ces membranes.

III.

Les Alcooliques, par l'action coagulante qu'ils exercent sur l'albumine du sang, dans le réticule capillaire divisé et mis à nu dans toute solution de continuité, oblitèrent, presque instantanément, le calibre des petits vaisseaux avec lesquels ils sont mis en contact, y déterminent de petites *embolies* salutaires, fixes et tout-à-fait limitées, dont le ré-

sultat est de prévenir les phlébites, les angéioleucites sup-
purantes, la *pourriture d'hôpital*, et, par suite, les résorptions de mauvaise nature, causes premières et essentielles
de l'infection purulente.

IV.

Bien que la plus grande part, dans ces heureux résultats,
doive revenir à l'Alcool et être rapportée à son action intrinsèque ; l'addition, par solution, à l'Alcool lui-même, de
certaines substances résineuses, astringentes, balsamiques
ou autres, augmente ses bons effets.

V.

Pour l'emploi signalé, quelques-unes des préparations
connues, en pharmacologie, sous le nom de *Teintures alcooliques*, sont supérieures à l'Alcool simple. — Dans ce
nombre je citerai, soit :

1º La Teinture de Benjoin (Voir la formule, page 39) ;

2º La Teinture Aloëtique simple, ou, mieux encore, la
Teinture Aloëtique composée, connue vulgairement sous
le nom d'*Elixir de longue vie*, dont j'ai donné les formules,
page 41 ;

3º La Teinture simple cohobée et saturée de Brou de
noix, dont j'ai aussi donné le mode de préparation, page 42 ;

4º Enfin, un mélange, à parties égales, de ces deux Teintures, qui, dans de certains cas et pour de certaines applications, semblent se compléter l'une par l'autre.

VI.

Comme résumé, je crois être en droit de formuler ce
principe : Parmi les Teintures alcooliques que l'on peut
employer, celles qui réussissent le mieux sont, en général,

ou celles dans la confection desquelles l'Alcool est employé à un titre un peu élevé, ou celles qui contiennent en dissolution le plus de *certains* principes astringents, balsamiques, résineux ou résinoïdes ; ces principes étant incontestablement doués de propriétés anti-septiques et cicatrisantes.

COROLLAIRES.

UN MOT SUR L'ASSAINISSEMENT DES SALLES DE BLESSÉS.

Si, maintenant, élargissant l'horizon, et passant du domaine des faits de détail, particuliers et restreints, à ceux d'un ordre plus élevé et d'un intérêt, on pourrait dire, général, nous examinons quels peuvent être les résultats, les conséquences immédiates des conclusions auxquelles nous sommes, par l'évidence des faits, arrivés ; la première qui se présente à l'esprit est assurément l'assainissement forcé des salles et locaux destinés à recevoir, pour y être traités, les sujets atteints de lésions traumatiques.

Que résulte-t-il, en effet, du pansement par les Alcooliques des plaies, quelle que soit leur origine ?

1° Suppression, ou tout au moins diminution des plus notables, de la suppuration et des phénomènes de tout ordre qui l'accompagnent ;

2° Suppression, ou tout au moins diminution des plus notables, de l'odeur inhérente à toute suppuration ;

3° Suppression, ou tout au moins diminution des plus notables, des dangereuses productions méphitiques, et des miasmes qui accompagnent toute exhalation putride ;

4° Comme conséquence naturelle, suppression, ou tout au moins diminution des plus notables, de la viciation de l'air

ambiant par les émanations putrides, et de la cause princi-
pale, — je devrais dire unique peut-être, — d'infection ty-
phique particulière ou générale, de la pourriture d'hôpital
et des affections putrides qui en résultent.

Et notons bien qu'ici, en envisageant ces résultats, au
seul point de vue de la suppression ou de la diminution,
par les pansements à l'aide des Alcooliques, des causes pro-
bables de l'infection, intrinsèquement envisagées ; je fais
abstraction complète de la force de réaction vitale que ce
mode de pansement imprime aux malades. Je borne ici
mon appréciation aux simples phénomènes qui se passent
dans les plaies seules, en dehors en quelque sorte de l'in-
dividu, du sujet même.

On ne peut révoquer en doute que les circonstances ci-
dessus indiquées ne soient les causes premières de ces re-
doutables accidents, auxquels on voit, dans les ambulances ou les hôpitaux, si fatalement succomber de nombreux blessés, qui semblaient, par la nature même, le siége
ou le peu de gravité de leurs plaies, être appelés à guérir.
—Survient-il un encombrement, forcé ou non, de malades,
ne fût-il que momentané ; ces fâcheux effets ne tardent pas
à se manifester, et souvent même, sans qu'aucune cause
puisse en être matériellement appréciée, on les voit appa-
raître.

J'aurais à ce sujet plusieurs observations fort curieuses
à produire ; mais les limites déjà de beaucoup dépassées
de ce Mémoire m'interdisent de le faire. — Quoi qu'il en
soit, il me semble hors de doute que les émanations qui
s'exhalent des plaies jouent, dans la production des *typhus*
et des *pourritures d'hôpital*, sinon le seul, au moins le principal rôle.—La plaie du blessé, couché dans tel lit, devient,
pour le numéro qui le touche, une cause incessante d'infection, et réciproquement.—C'est ainsi que le mal se pro-

page, et que toute une salle, puis un établissement tout entier, se trouvent prochainement envahis.

Commencez donc par supprimer, ou tout au moins par amoindrir, par éloigner ces causes et ces chances d'infection des malades les uns par les autres ; commencez par détruire ou diminuer les foyers qui les produisent, et desquels, incessamment, se dégagent les miasmes qui la font naître et l'entretiennent. Recourez pour cela aux *anti-infectieux*, pour la prévenir ; aux *désinfectants*, pour la combattre et l'éteindre, si, contre toute attente, malgré tous vos efforts, elle s'est par malheur développée. En un mot, rendez à l'air, ce grand *pabulum vitæ*, ses propriétés bienfaisantes, en anéantissant rapidement ce qui peut le vicier.

Les pansements à l'aide des Alcooliques vous offriront ces doubles résultats : — *sublatâ causâ*, — les émanations, — *tollitur effectus*, — l'infection putride, qu'elle se manifeste d'une façon générale ou locale ; et si vous avez agi dès le début, vous aurez d'autant moins à redouter l'effet que vous aurez davantage éloigné ou même supprimé la cause.

Ne perdez pas de vue encore qu'en *remontant*, par l'absorption d'une portion des principes alcooliques que vous emploierez comme topique, les forces des malades ; vous augmenterez leur réaction, leur résistance contre l'invasion du mal, et, le plus souvent, vous parviendrez ainsi à en prévenir et à en conjurer la cause.

Vous arriverez nécessairement, par cette pratique, à la cause virtuelle de l'assainissement des salles de blessés et des hôpitaux, à ce but tant désiré, et après lequel on court depuis si longtemps sans l'atteindre, quels que soient les moyens que l'on ait employés.

Ils auront donc bien mérité de l'humanité tout entière, ceux-là qui, sortant des sentiers battus et désertant les vieilles routines, auront fait faire à la présente question un

pas en avant, en employant la méthode que je recommande.
— Assurément, lorsqu'ils auront *fait et vu*, ils ne manqueront pas de la propager à leur tour.

Je ne saurais donc trop adjurer mes confrères, surtout ceux de la médecine militaire, appelés plus que tous autres à traiter, à la suite des batailles, dans les ambulances et les hôpitaux, de vastes plaies, presque toujours *essentiellement plus ou moins contuses*, et devant, en général, par les méthodes ordinaires, beaucoup et longtemps suppurer, à recourir, dès le début, aux pansements par les Alcooliques.

J'adresse, avec une conviction non moins entière et non moins profonde, une invitation semblable, surtout à ceux de mes collègues, chirurgiens d'hôpitaux ou d'établissements les moins favorisés sous le rapport des conditions hygiéniques. — Qu'ils commencent par expérimenter dans les salles d'opérés ou de blessés qui pourraient laisser le plus à désirer, au point de vue d'une exposition parfaitement salubre et d'une aération suffisante ; en un mot, de la réunion de toutes ces conditions intérieures et extérieures, de toutes ces dispositions heureuses, dont l'ensemble est si indispensable à la marche des plaies et blessures vers une terminaison régulière.

Faites dans des conditions pareilles, la réussite de ces expérimentations n'en aura que plus de valeur et n'en sera que plus concluante, à coup sûr. — Elle n'en sera que plus propre aussi à convaincre les plus incrédules.

Ici, je termine ; mais je ne veux pas le faire sans résumer, en quelques lignes, toute ma pensée, tout l'esprit et le but du présent travail.

Je le fais comme un dernier hommage que je tiens à rendre aux convictions et aux persévérants efforts de mon honorable confrère, M. le docteur Batailhé, aux opinions théoriques duquel, comme on l'a vu et comme je me suis constamment plu à le proclamer, et le proclame encore, je me suis rallié et j'ai très-souvent emprunté dans le cours de ce petit livre.

Je dépose donc la plume, en reproduisant comme cri de ralliement et d'espoir, dans la sainte croisade que nous avons entreprise, notre *Delenda est Carthago*, sous cette formule, qui sera ma dernière recommandation :

« *Dans le* PANSEMENT, *dès leur début, des plaies récentes,*
» *des plaies d'opérations, et aussi comme* DÉSINFECTANTS
» *dans celles qui menacent de revêtir un mauvais caractère,*
» *de passer à la* pourriture d'hôpital ou à tout autre mode
» de dégénérescence, *ou par le fait desquelles il y a lieu de*
» *redouter une infection purulente et putride ; il faut* ABAN-
» DONNER *les corps gras, les cataplasmes émollients, en un*
» *mot* les maturatifs et les pourrissants ; IL FAUT REVENIR
» AUX ALCOOLIQUES ; — *en un mot*, IL FAUT REVENIR A LA
» PRATIQUE DES ANCIENS. »

NOTE.—Le manuscrit, entièrement terminé, de ce Mémoire avait été remis à l'imprimeur le 20 Novembre dernier.—Des circonstances de force majeure sont venues apporter à son impression un retard tout-à-fait indépendant de ma volonté, et m'ont forcé à ne faire paraître cette brochure que dans les premiers jours de Janvier 1865, alors que j'avais compté la lancer dès le commencement de Décembre dernier.

Je fais cette remarque pour expliquer certaines dates énoncées par moi dans mes premières pages, dates qui, sans cette explication, pourraient paraître un peu rétrospectives.

8 Janvier 1865.

TABLE DES MATIÈRES.

SECTION IIe.

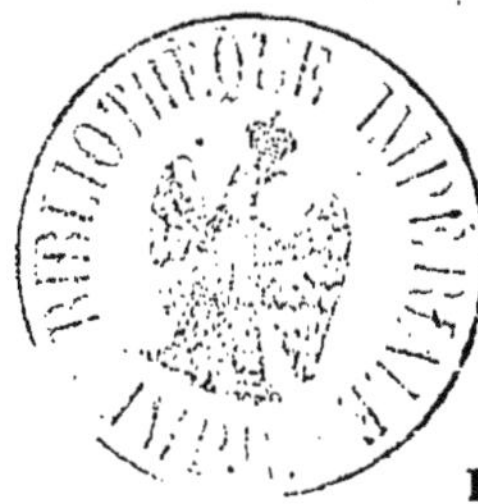

FIN.

Caen, imprimerie Domin, cour de la Monnaie.